Mudras

W0088008

Maria Köhne

Mudras

Gesund und ausgeglichen
durch Finger-Yoga

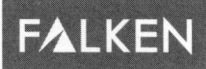

Im FALKEN Taschenbuch sind zahlreiche weitere Titel zu dem Themenbereich „Gesundheit und Yoga" erschienen. Sie sind überall dort erhältlich, wo es Bücher gibt.

Sie finden uns im Internet: **www.falken.de**

Der Text dieses Buches entspricht den Regeln der neuen deutschen Rechtschreibung.

Dieses Buch wurde auf chlorfrei gebleichtem und säurefreiem Papier gedruckt.

Für Anna

Dank an die Göttliche Mutter, Oma Anna, Mutter Marianne, Vater Franz, Jonas Artos, Dharma Bauer, Sabine Bora, Leopoldo Chariarse, Gudrun Garçon, Dr. Svetlana Gelt, Dr. M. L. Gharote, Khenpo Gyaltsen Rinpotche, Ingrid Kohlhöfer, Paramshiva Nicolic, Bijan Nikbachtmatin, T. K. Sribhashyam, Lisa Ziegler

ISBN 3 635 60623 5

© 2000/2001 by FALKEN Verlag, in der Verlagsgruppe FALKEN/Mosaik, einem Unternehmen der Verlagsgruppe Random House GmbH, 65527 Niedernhausen/Ts.

Die Verwertung der Texte und Bilder, auch auszugsweise, ist ohne Zustimmung des Verlags urheberrechtswidrig und strafbar. Dies gilt auch für Vervielfältigungen, Übersetzungen, Mikroverfilmung und für die Verarbeitung mit elektronischen Systemen.

Umschlaggestaltung: Martina Eisele Grafikdesign
Gestaltung: Christina Dinkel
Redaktion: Susanne Janschitz, München/Vera Baschlakow
Herstellung: Petra Zimmer
Zeichnungen: Seite 14, 37, 41, 49, 68, 73, 78, 82, 84, 88, 90, 91, 92, 94 rechts und 95 von Ute Rossow. Alle anderen Zeichnungen von Maria Köhne.
Satz: Blattwerk, Satz & Gestaltung, Mainhardt
Druck: Freiburger Graphische Betriebe, Freiburg

Die Ratschläge in diesem Buch sind von der Autorin und vom Verlag sorgfältig erwogen und geprüft, dennoch kann eine Garantie nicht übernommen werden. Eine Haftung der Autorin bzw. des Verlags und seiner Beauftragten für Personen-, Sach- und Vermögensschäden ist ausgeschlossen.

817 2635 4453 62

Inhalt

wahrheit
ist immer sie selbst

in der buntheit
der vielfalt
der schöpfung

Einleitung

Übersetzt aus dem Sanskrit bedeutet Mudra „das, was Freude bringt". Mud heißt Freude und auch Geste, um den Göttern zu gefallen. Ra bedeutet: das, was gibt.

Freude und Heiterkeit sind wichtig für ein zufriedenes und gesundes Leben. Mudra soll hinführen zu einem freudvollen Zustand der Meditation, der über die Grenzen unseres kleinen Ego hinausweist. Die Praxis von Mudra kann uns helfen, uns positiv zu konditionieren, um diesen Zustand in uns zu erschaffen. Das geschieht, indem wir bewusst daran arbeiten, negative Gefühle, die uns und anderen schaden können, in positive umzuwandeln.

Bereits Buddha erkannte die Bedeutung der positiven emotionalen Konditionierung. Er sagte, wenn ein Mensch die vier „unermesslichen Gefühle" fühlte, würde er über die engen Grenzen seines Ego hinauswachsen und sei dann in der Lage, wirkliches und dauerndes Glück zu empfinden. Diese vier Gefühle sind:

~ Das Gefühl universeller Liebe – ein Aufgeschlossensein allem Leben gegenüber,

~ universelles Mitgefühl,

~ das Gefühl universeller Mitfreude – sich mitzufreuen am Glück anderer und

~ das Gefühl umfassenden Gleichmuts.

Sowohl die Mudras in der religiösen Kunst und im Tanz als auch die Mudras des Yoga stehen mit diesen unermesslichen Gefühlen in Verbindung.

In der Praxis können die verschiedensten Körperhaltungen, Gesten, Fingerstellungen und Atemübungen zu Mudra werden, wenn man sie mit der entsprechenden inneren Haltung übt. Erst die innere Einstellung, Intensität und Bewusstheit bei der Ausführung machen eine Geste zur Mudra.

Mudra wird zu dem, was Freude bringt, indem wir uns Momenten der Schönheit, der Begeisterung, der Weite und der Freude öffnen, die aus unserem innersten Wesen strömen. Und kann uns auf diese Weise hinführen zu dem, was Patanjali in seine Yoga-Sutras *sva rupa* – die eigentliche Form nannte, und Buddha *ya tha bhutam* – der Wirklichkeit gemäß.

Kulturgeschichtlich betrachtet, ist Mudra sowohl Zeichen, Siegel, Körperhaltung als auch symbolische Geste als Ausdruck einer inneren Haltung. Mudras werden in vielen Religionen als Geheimsprache für Eingeweihte gebraucht und wir finden sie zum Beispiel in der Kunst der griechisch- und russisch-orthodoxen sowie der katholischen Kirchen. Diese Mudras können entweder durch die Kenntnis ihrer Bedeutung entschlüsselt werden oder sind intuitiv erfassbar, denken Sie nur an die Geste der segnenden Hände oder des Gebets.

Ähnlich verhält es sich in der religiös geprägten Kunst Tibets, Japans, des alten China, des alten Ägypten, mit der indianischen Kunst des alten Amerika und der Kunst alter Kulturen Afrikas. Auf der ganzen Welt finden sich Archetypen auch in Gestalt der Mudras in unterschiedlicher Ausprägung, wobei wir diese im mittel- und ostasiatischen Raum am systematischsten überliefert finden.

C. G. Jung formulierte: „Wer mit Urbildern spricht, spricht wie mit 1 000 Stimmen, er ergreift und überwältigt, zugleich erhebt er das, was er bezeichnet, aus dem Einmaligen und Vergänglichen in die Sphäre des immer Seienden, er erhöht das persönliche Schicksal zum Schicksal der Menschheit, und dadurch löst er auch in uns alle jene hilfreichen Kräfte, die es der Menschheit je und je ermöglicht haben, sich aus aller Fährnis zu retten und auch die längste Nacht zu überdauern."

Mudra hat oft Symbolcharakter. Wie kann man Unerklärliches erklären? Indem man in Bildern spricht. Diese Bilder können intuitiv erfahren werden. Symbole haben die Macht, auf Unnennbares zu verweisen.

Im tantrischen Buddhismus beispielsweise geht es zumeist darum, mithilfe dieser Symbolkraft bestimmte Bewusstseinszustände zu verwirklichen, die mit der universellen Wirklichkeit in Einklang stehen. Dies geschieht, indem eine Resonanz entsteht in den tiefsten Schichten des menschlichen Seins, die hervorgerufen wird durch die in der Mudra verhüllte Botschaft.

Gesten des Gebetes sind ebensolche Mudras. Sie können, mit einer entsprechenden Geisteshaltung ausgeführt, eine Verbindung herstellen zum Göttlichen, indem sie zum Ausdruck des Göttlichen selbst werden und so einen Zusammenhang herstellen zwischen Innen und Außen, Körper und Geist, Mikrokosmos und Makrokosmos. In diesem Buch stammen die praktischen Übungen aus zwei Quellen. Die Kapitel „Mudra im Yoga", „Weitere-Yoga-Mudras" und „Mudras und Mantras zur Meditation und inneren Selbstheilung" stellen Ihnen verschiedene Übungen aus dem Yoga vor, die sich zu einem individuellen Programm zusammen stellen lassen. Es wird jedoch ergänzend in jedem Fall empfohlen, sich bei den fortgeschrittenen Yogatechniken der Führung einer oder eines erfahrenen Lehrenden anzuvertrauen, da die Übungen einer sorgfältigen Ausführung bedürfen.

Für das Üben gelten gewisse Grundsätze: Gehen Sie liebevoll mit sich um. Überfordern Sie sich und Ihren Körper nicht, üben Sie jedoch konsequent und regelmäßig. Üben Sie nicht mit vollem Magen – Ihr Körper ist dann nicht so belastet durch die Verdauungstätigkeit und Sie können sich besser konzentrieren. Üben Sie ganzheitlich – schenken Sie der Tatsache, dass Ihr ethisches Verhalten sich maßgeblich auf Ihre psychophysische Befindlichkeit auswirkt, Ihre besondere Aufmerksamkeit.

Der zweite Übungsteil versammelt Mudras, die dem indischen Tanz entstammen. Diesen Fingerstellungen sind – entsprechend ihrem Symbolgehalt – Affirmationen beigestellt, durch deren Integration in die Ausführung der jeweiligen Mudra diese auf psychophysischer wie auf spiritueller Ebene wirksam werden kann.

Beachten Sie bei allen Mudras, bei denen Finger Kontakt haben, dass sich die Finger an den Spitzen nur leicht berühren sollen.

Die richtige Übungspraxis

Wirklichkeit ist entgegen unserer herkömmlichen Vorstellung weniger das, was zu sehen ist, als vielmehr das, was wirkt. Damit Mudra wirken kann, ist es unerlässlich, dass Sie einen Zustand der Konzentration herbeiführen und die vielen ablenkenden Gedanken zum Schweigen zu bringen, indem Sie lernen, darüber hinwegzusehen. Erst dann haben Sie tatsächlich Raum, sich selbst und die Wirkung der Mudra auf Sie wahrzunehmen.

Unser Alltag ist ein gutes Übungsfeld für das Entwickeln der nötigen Geduld. Nach einiger Zeit der Übung wird es Ihnen dann leichter fallen, Mudra selbst an einem Ort zu praktizieren, der nicht besonders ruhig sein mag.

Wenn Sie es jedoch generell vermeiden können, sich langfristig an Orten aufzuhalten, die Sie in Unruhe versetzen, sollten Sie dies tun. Orte, an denen vielleicht Fernseher, Radio und Kettenraucher mit- und gegeneinander negative Vibrationen erzeugen. Ein Mobbingzustand im Büro ist der inneren Ruhe ebenso wenig zuträglich wie der Aufenthalt in einem Kaufhaus mit kaufmotivierender Beschallung und anregenden Kaufdüften. Die Stimmungen an solchen Orten sind echte Krankmacher.

Wo soll man üben?

Richten Sie sich als Ihren speziellen Ruheort einen besonderen Platz ein, an dem Sie Ihre Übungen ausführen. Nicht oft hat jemand einen ganzen Raum hierfür zur Verfügung, es kann jedoch ebenso gut eine kleine Ecke bei Ihnen zu Hause sein, in einem Raum, in dem sie möglichst unbehelligt von Fernseher, Küchengeklapper und Kindergeschrei sein können. Bleiben Sie diesem Ort treu. Es wird mit der Zeit dort eine Atmosphäre entstehen, die es Ihnen erleichtert, zur Ruhe zu kommen.

Außerdem fließt Ihnen Kraft zu und Ihre Fähigkeit zur Konzentration erhöht sich, wenn Sie sich an einem kraftvollen Ort in der freien Natur aufhalten. Vertrauen Sie Ihrer Intuition bei der Auswahl der für Sie richtigen Stelle. Vielleicht lächelt Sie ein Baum an oder eine grüne Wiese. Üben Sie dann dort.

In welcher Haltung soll man üben?

Die beste Haltung ist der aufrechte Sitz: Mit weit geöffnetem Brustraum wie eine Heldin – und bescheidener Kopfhaltung wie ein Mönch. Der aufrechte Sitz ist für alle Mudra-Übungen zu empfehlen, und wenn Sie sich auch im Alltag immer wieder Ihre Haltung bewusst machen und lernen, von selbst aufrecht und stabil zu sitzen, wird sich dies schließlich auf Ihre Haltung dem Leben gegenüber positiv auswirken und Ihnen mehr Halt und psychische Stabilität verleihen.

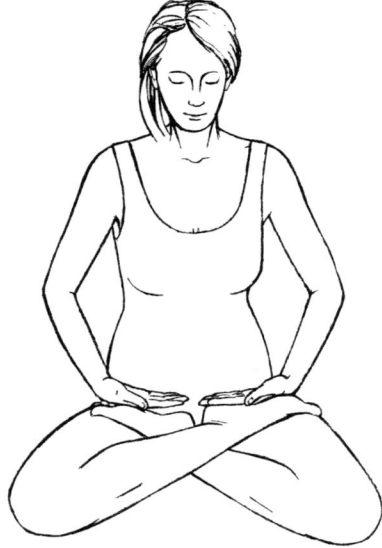

Die offenen, empfangenden Hände im Schoß beim aufrechten Sitz, hier: Lotos

Anleitung

~ Der Rücken soll möglichst gerade sein.

~ Achten Sie darauf, ein Hohlkreuz zu vermeiden, indem Sie das Schambein leicht in Richtung Brustbein bewegen, und den Bauch oberhalb des Schambeins etwas nach innen ziehen.

~ Der Nacken wird leicht nach hinten geschoben, so, als wollten Sie ein kleines Doppelkinn andeuten.

~ Der Brustraum ist weit geöffnet.

~ Rufen Sie sich die Haltung der Buddhastatuen ins Gedächtnis: Der Scheitelpunkt des Kopfes ist immer nach oben verlängert, das Kinn leicht nach unten geneigt.

Es ist hilfreich, im Yogasitz („Schneidersitz") mit gekreuzten Beinen oder auf den Fersen zu sitzen. Wichtiger als diese speziellen Sitzhaltungen ist jedoch, dass Ihr Rücken gerade ist. Sie können dabei auch ein Kissen zur Hilfe nehmen, und falls Sie einen Stuhl benötigen, sollte dieser gerade, ohne Armlehnen und möglichst ohne Rückenlehne sein, damit Sie aus eigener Kraft aufrecht sitzen. Benutzen Sie eine Stütze nur, wenn Sie sie auch wirklich brauchen. Alles andere verführt zu einer Bequemlichkeit, mit der man dem Effekt von Mudra entgegenwirkt.

Wann soll man üben?

Sie können natürlich jederzeit üben. Bewährt hat es sich, regelmäßig morgens nach dem Aufwachen und abends kurz vor dem Einschlafen zu üben – morgens ist der Tag noch unberührt vom Stress und der Geist ist noch ruhig und kurz vor dem Einschlafen ist der Geist durch die Müdigkeit bereits wieder in einer entspannteren Verfassung als tagsüber.

Mit welcher inneren Haltung soll man üben?

Der Weg des Yoga bietet uns unter anderem durch Mudra eine Möglichkeit, mit Intensität und Achtsamkeit Hindernisse auf dem Weg der Entfaltung des Selbst-Bewusstseins zu beseitigen. Hindernisse und innere Blockaden bewirken Leiden. Das menschliche Leben, so formulierte es Buddha, ist erfüllt von Leiden. Das Sanskritwort hierfür ist *Dukha*. Es bedeutet genau übersetzt „Begrenztsein im Raum". In unserem Leben sind wir normalerweise begrenzt und die Ursache dieser Begrenztheit ist Unwissenheit. Das Sanskritwort hierfür ist *Avidya*. *Vidya* heißt Wissen, *A-vidya* ist also das Gegenteil von Wissen. *Vidya* bezeichnet jedoch nicht das intellektuelle Wissen, also jene Art von Wissen, die wir im westlichen Kulturkreis darunter verstehen. *Vidya* bezieht sich dagegen auf ein Wissen, welches mit ursprünglichen Seinserfahrungen, die in der Meditation gemacht werden können, in Verbindung steht.

Wird ein Mensch durch solche Erfahrungen wissend, das heißt wandelt sich in ihm *Avidya* zu *Vidya*, so kann er Begrenzung und Leiden überwinden.

Die Methoden des Yoga nun ermöglichen es dem Menschen, durch Arbeit an sich selbst Nichtwissen in Wissen zu verwandeln. Praktiken hierfür finden sich aber im Kontext aller großen Religionen, beispielsweise der achtfache Pfad des Buddhismus, die *Yamas* und *Niyamas* – ein Codex ethischer Verhaltensregeln – im Yoga, die zehn Gebote und die Ideen christlicher Mystik, die Praktiken des Sufismus, um nur einige wichtige zu nennen.

Eine gesunde Lebensweise mit guten Gewohnheiten stärkt uns nicht nur geistig und spirituell, sondern auch auf der körperlichen Ebene, indem die Immunabwehr stimuliert wird. Krankheit ist die Konsequenz aus Gewohnheiten, die uns schaden. Neue, günstigere Verhaltensweisen zu entwickeln, gelingt uns mithilfe von Disziplin und Durchhaltevermögen.

Erst wenn eine Mudra achtsam ausgeführt wird, kann sie auch tatsächlich glückbringend wirken. Wird sie unkonzentriert ausgeführt, ist sie im eigentlichen Sinn keine Mudra mehr.

Hindernisse aus dem Weg räumen

Das Glück zu finden, ist ein alter Menschheitstraum und die Suche danach ist der Stoff vieler Mythen.

Mudra gilt im Yoga als fortgeschrittene Yogatechnik, weil das, was tatsächlich dauerhaftes Glück bringt, ein hohes Maß an Bewusstheit voraussetzt. Derjenige, der es ernst meint mit seiner Suche, hat einiges zu tun und muss auf seinem Weg oft viel Ballast wie alte Vorstellungen und Glaubenssätze abwerfen.

Auf dem Weg der Entwicklung unseres tatsächlichen Potenzials, das sich hinter dem begrenzten und noch nicht entfalteten Ich verbirgt, gilt es, Hindernisse zu überwinden.

Mudran bedeutet auch „zerstören". Dies bezieht sich darauf, die unvermeidlichen Hindernisse auf dem Weg zum Glück zu zerstören. Der Yogameister Patanjali beschrieb diese Hindernisse in den Yoga-Sutras. Es handelt es sich um:

~ Unwissenheit und Arroganz. Das als Wahrheit zu bezeichnen, was nicht wahr ist. Sich vom Schleier der Täuschung einhüllen zu lassen. Unwesentliches mit Wesentlichem zu verwechseln.

~ Ich-Sucht, Egoismus. Wir neigen dazu, uns immer wieder mit unserem kleinen Ich zu identifizieren.

~ Liebe und Hass, verbunden mit Anhaften. Das Gegenteil davon wäre: Erfüllung zu finden und gleichzeitig frei zu sein. Liebe bezeichnet in diesem Fall nicht die universelle, mitfühlende Liebe, sondern besitzergreifende Leidenschaft und Anhänglichkeit. Das Sanskritwort hierfür ist *raga*. Der Gegensatz zu Raga ist *dvesha*, welches mit Hass übersetzt werden kann. Hass beinhaltet immer auch eine starke Bindung an das gehasste Objekt oder die gehasste Person. Ohne Bindung können weder Leidenschaft noch Hass existieren. Beide sind nur zwei Seiten einer Medaille. Sie verhalten sich wie ein Pendel: schlägt es zu einer Seite hin aus – *raga* – so wird es unweigerlich auch irgendwann zur anderen Seite hin ausschlagen. Anhaftung und Besitzergreifen stören die innere Ruhe sowie die Fähigkeit zu Konzentration und Sammlung. Erfüllung kann nur gefunden werden in einer Form der Liebe, die nicht besitzen will. Überwindung dieses großen Hindernisses bedeutet Befreiung von inneren Abhängigkeiten und Leidenschaften, die ständig neues Leid erzeugen.

~ Die Angst vor dem Tod. Diese Angst ist die Wurzel aller anderen Ängste, also auch der Angst vor dem Leben. Solange wir die Tatsache der Vergänglichkeit jeder Form – auch die unseres Körpers – aus dem Gedächtnis bannen, manifestieren sich unsere Lebensängste umso stärker. Wir versuchen, die Auseinandersetzung mit der Tatsache, dass wir unsere körperliche Hülle irgendwann zurücklassen müssen, zu verdrängen, indem wir uns Ablenkung verschaffen. Diese Ablenkungen entfremden uns von einem sinnerfüllten Dasein, indem sie ständig neue reizvolle Pseudoinhalte erschaffen, die dann bald schon wieder ersetzt werden müssen durch andere, da sie schnell ihren Reiz verlieren. Dieses ständige Sich-Ablenken kann als Lebensdurst bezeichnet werden, der laufend nach Befriedigung strebt. Der Antrieb entsteht hier aus einem Gefühl des Mangels und Getriebenseins heraus und entsteht nicht aus der Ruhe, aus der allein heraus innerlich frei gehandelt werden kann. Wir sind ständig damit beschäftigt, vor der Auseinandersetzung mit uns selbst davonzulaufen, indem wir uns immer wieder neue Zerstreuungen einfallen lassen.

Diese Hindernisse sind uns angeboren und besitzen die Eigenschaft, nie ganz zu verschwinden. Werden sie verdrängt, zeigen sie die Tendenz, sich zu verselbstständigen und stärker zu werden. Es hilft nur: hinsehen. Mithilfe der Fähigkeit, sich selbst zu beobachten, kann man vermeiden, immer wieder in die gleichen Fallen zu tappen.

Im Spanischen gibt es das Sprichwort El hombre es el unico animal que tropieza doz veces con la misma piedra – der Mensch ist das einzige Lebewesen, das zweimal über denselben Stein stolpert. Jeder findet in seinem Leben solche Stolpersteine. Oft gibt es sogar ein drittes und viertes Mal des Stolperns.

Diese Stolpersteine gilt es zu entdecken und sich bewusst zu machen, um sie dann entweder aus dem Weg zu räumen oder geschickt zu umgehen.

Zunächst rebellieren Körper und Geist dann häufig, weil sie ungern alte Gewohnheiten ändern. Sie beschweren sich in Form von Zweifeln, Starrheit, Krankheit, Nachlässigkeit, Faulheit, mangelnder Geduld und fehlendem Durchhaltevermögen. Und allzu schnell ist dann die Versuchung da, das Handtuch zu schmeißen, in der Achtsamkeit nachzulassen und sich stattdessen einer Methode, die vordergründig einen schnelleren Erfolg ohne eigene Anstrengung verspricht, zuzuwenden. Oder einfach dem Ego freien Lauf zu lassen und Zerstreuung zu suchen, die gerade in dieser Zeit überall ihre langen Fangarme ausstreckt und verführerische Ablenkung verspricht.

Diese Ablenkungen sind wie betäubende Medikamente oder Rauschdrogen: Lassen wir uns von ihnen einfangen, dann können wir die Wurzel unserer Unruhe und Unzufriedenheit nicht entfernen.

Was wir in dieser Zeit vor allem brauchen, sind Mut und Durchhaltevermögen. Und den Glauben daran, das Glück in unseren eigenen Händen zu halten.

Die Macht der Gedanken

Unsere psychische Gestimmtheit drückt sich in Form von Emotionen, Gefühlen und Gedanken aus und bildet ein ganz bestimmtes energetisches Schwingungsmuster. Diese Schwingungen können sich sowohl erhellend und heilend als auch verdunkelnd und zerstörerisch auf unsere körperliche und psychische Verfassung auswirken.

Geist macht Materie

Materie ist vom Geist durchdrungen. Wenn wir dies wissen, wird klar, dass wir durch unsere Gedanken und Emotionen den Zustand unserer körperlichen Gesundheit beeinflussen.

Alles, was wir aussenden, kommt irgendwo an und zeigt Wirkung. Es gibt ein Lied mit dem Titel „Die Gedanken sind frei": Dies sind sie auch insofern, als alles, was wir tun und denken, unserem freien Willen unterliegt und unsere ureigene Entscheidung darüber voraussetzt, auf welche Weise wir handeln wollen. Der Text des Liedes verschweigt jedoch, dass jeder Gedanke und jedes Gefühl nicht einfach ungehört im Nichts verschwinden, sondern immer etwas in Bewegung setzen. Gedanken erschaffen. Alles Gedachte und Gewünschte birgt den Keim der Erfüllung in sich.

Gedanken wie Gefühle sind Energien, die zwar für unsere grobstofflichen Sinnesorgane nicht wahrnehmbar sind, das heißt jedoch nicht, dass sie nicht auf andere Weise wahrgenommen werden können oder nicht vorhanden sind.

Sie haben vielleicht schon einmal erlebt, dass Sie sich nach dem Verlassen eines Raumes, in dem eine schlechte Stimmung herrschte, schwer und bedrückt fühlten oder Kopfschmerzen bekamen. Oder jemand hat Ihnen seine schlechte Stimmung vermittelt und das ist Ihnen auf den Magen geschlagen. Emotionen und Gedanken haben, sofern wir es – zumeist unbewusst – gestatten, die Macht, uns zu beeinflussen und unsere Stimmung einzufärben.

Gedankensmog

Gedankensmog und emotionaler Umweltverschmutzung sollten wir, soweit wir dies können, aus dem Weg gehen, um unsere Stimmung nicht zu beeinträchtigen. Wir tun uns damit einen großen Gefallen und letztendlich auch der Person, die Negativität ausstrahlt, indem wir sie nicht in ihrem Verhalten bestätigen.

Der Vampireffekt

Durch die Identifikation mit Emotionen und Gedanken anderer – indem wir beispielsweise Nähe gestatten, wo sie uns nicht gut tut, oder etwas verbessern wollen, womit wir jedoch unseren Zuständigkeitbereich überschreiten, weil dies eigentlich die Sache des anderen wäre —, erlauben wir unbewusst unserem Gegenüber, unsere Energie anzuzapfen und sich mit unserer Energie aufzutanken.

Tun wir etwas nicht freiwillig und in aller Aufrichtigkeit uns selbst gegenüber, werden wir energieleer und schließlich sogar selbst zum Vampir.

Beim achtsamen Umgang mit Lebenssituationen wird die Eigenbeteiligung beim Entstehen von Leid jedoch deutlich. Haben wir vielleicht sogar eine Einladung dazu gegeben? Vielleicht haben wir uns zu wenig vor negativen Einflüssen geschützt?

Die folgende Mudra gibt uns Schutz vor der Negativität anderer, die einen krankheitsbegünstigenden Einfluss auf uns ausüben kann, wenn wir selbst zu wenig in unserer Mitte bleiben und unserem Gegenüber den Einfluss – zumeist unbewusst – gestatten.

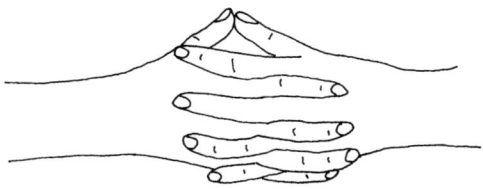

Schutz-Mudra (Variante: Die Daumen berühren sich an den Kuppen)

Anleitung

~ Falten Sie die Hände und halten Sie sie in Höhe des Bauches.
~ Die Handflächen bleiben geöffnet.
~ Stellen Sie sich um sich herum einen Kreis vor, den von außen niemand betreten kann.

Mithilfe dieser Mudra bilden wir einen Verschluss. Wir schützen dadurch unseren Bauch, den weichsten und verletzlichsten Teil des Körpers, und unseren emotionalen Zustand vor fremden Einflüssen.

Die Polarität von Ha und Tha

In Indien wusste man bereits sehr früh, dass alles Erschaffene aus Gegensätzen besteht. Die Yogis machen sich im Hatha-Yoga dieses Wissen zunutze, indem sie mithilfe yogischer Übungen ein Gleichgewicht der Polaritäten entwickeln wollen. Tha entspricht der Idee des Yin im alten China und bezeichnet die Energieformen, die dem Archetyp des Weiblichen zugesprochen werden. Ha bezeichnet dagegen die Energieformen, die dem Archetyp des Männlichen zugeordnet werden und entspricht dem Yang.

Es ist jedoch nicht gesagt, dass in einem männlichen Körper die Ha-Energien vorherrschend sein müssen und in einem weiblichen Körper die Tha-Energien. Je weiter entwickelt ein Mensch ist, um so mehr befindet sich sein Körper in einer Energiebalance. Dies ist der Grund, warum erleuchtete Wesen, die als Avatare auf der Erde erscheinen, oft in einer androgynen Form verkörpert sind.

In der Götterwelt Indiens wird Shiva in einer seiner Erscheinungsformen als halb Mann, halb Frau dargestellt. In der folgenden Liste finden Sie Zuordnungen von Bereichen des menschlichen Körpers und von Qualitäten, die entweder Ha oder Tha entsprechen. Diese Liste ist nicht vollständig und kann beliebig fortgesetzt werden.

Ha (Yang)	Tha (Yin)
rechte Seite	linke Seite
rechte Hand	linke Hand
Rückseite	Vorderseite
oben	unten

männlich	weiblich
Ratio	Gefühl
Helligkeit	Dunkelheit
Härte	Weichheit
Hitze	Kälte
Trockenheit	Feuchtigkeit
Aktivität	Passivität
Bewegung	Ruhe
Feuer	Wasser
Sonne	Mond
Aufstieg	Abstieg
Ausdehnung	Zusammenziehung
Energie	Materie
Himmel	Erde

Wenn nun ein Aspekt im Körper den anderen dominiert, so ist der Mensch in einem unausgeglichenen Zustand. Lässt er sich beispielsweise zu stark von seiner Ratio dominieren, so ist seine Ha-Seite überbetont. Dies kann sich emotional ausdrücken in Härte und Rücksichtslosigkeit. Stress ist eine typische Erscheinung so eines Ungleichgewichts, die sich auch körperlich manifestiert. Wir finden auch gesellschaftlich hierfür eine Entsprechung: die Dominanz und Überbewertung der rationellen, „männlichen" Seite hat dazu geführt, dass die „weibliche" Erde fast zugrunde gerichtet worden ist. Ist dagegen die Tha-Seite zu dominant, so kann es beispielsweise sein, dass der Mensch zu viel Passivität entwickelt, oder er lässt sich von seinen Emotionen bestimmen, ohne einen inneren Abstand dazu bewahren zu können.

Mudra, die Ha, die Sonnenenergie verstärkt:

Daumen und kleiner Finger der rechten Hand berühren sich leicht. Die drei anderen Finger sind gestreckt. Daumen und Zeigefinger der linken Hand berühren sich ebenfalls leicht. Die drei anderen Finger sind gestreckt.

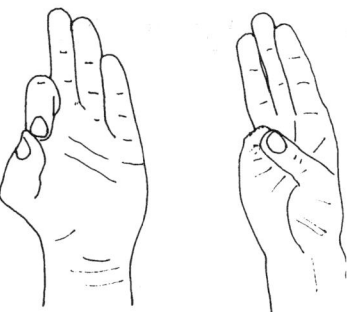

Mudra zur Stärkung
der Sonnenenergie

Konzentrieren Sie sich auf den Atem. Lassen Sie den Eindruck entstehen, als würden Sie nur durch das rechte Nasenloch einatmen, und spüren Sie den Atemstrom dort. Atmen Sie durch das linke Nasenloch aus. Führen Sie die Übung 5 bis 10 Minuten aus.
Diese Mudra hilft Ihnen, wenn sie oft müde sind und Ihre Aktivität steigern möchten.

Mudra, die Tha, die Mondenergie verstärkt:

Diese Mudra wird spiegelbildlich zur Ha-Mudra ausgeführt: links berühren sich Daumen und kleiner Finger, rechts Daumen und Zeigefinger. Versuchen Sie bei Einschlafstörungen und Unruhe 5 bis 10 Minuten durch das linke Nasenloch ein-, durch das rechte auszuatmen.

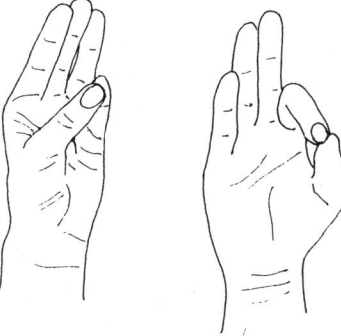

Mudra zur Stärkung
der Mondenergie

Die Heilwirkung von Mudra

Jede Struktur und Funktion des physischen Körpers findet ihre Entsprechung im feinstofflichen Bereich und Mudra wirkt auf dieser feinstofflichen Ebene. Durch Energielenkung, durch das Lösen von energetischen Blockaden und durch das Setzen energetischer Impulse beeinflussen sie den physischen Körper positiv. Dies kann, bei wiederholter Übung, eine Heilung begünstigen, es muss jedoch immer einhergehen mit einer positiven psychischen Grundhaltung.

Die meisten Krankheiten haben ihren Ursprung im feinstofflichen Körper. Durch ein andauerndes seelisches und energetisches Ungleichgewicht wird schließlich der Körper krank.

Ist kein energetisches Gleichgewicht im Körper vorhanden, so entsteht ein Spannungszustand. Ist man gesund, dann herrscht eine Energiebalance. Hat sich eine Krankheit somatisiert, das heißt im Körper gezeigt, dann war über einen längeren Zeitraum ein Ungleichgewicht vorhanden und der Energiefluss gestört. Das entsprechende Organ erkrankt, sozusagen aus Lichtmangel.

Jeder Arzt wird Ihnen bestätigen können, dass letztlich immer der Patient selbst sein bester Arzt ist. Ärztliche Hilfe ist deshalb immer Hilfe zur Selbsthilfe, und hat die Aufgabe, auch die geistige Verfassung des Patienten zu stärken, um die Selbstheilungskräfte zu wecken. Andernfalls ist der Nutzen nur von kurzer Dauer. Der Patient ist dabei zur ständigen Mitarbeit verpflichtet: Wirkliche Heilung kann nur stattfinden, wenn er sich in Einklang bringt mit den kosmischen Gesetzen und hierfür die notwendige Energie, Anstrengung und das notwendige Vertrauen mitbringt.

Eine grundlegende Voraussetzung von Heilung ist immer die Einsicht des Patienten in die wahre Ursache der Krankheit und seine

Ehrlichkeit sich selbst gegenüber. Sensibilität im Umgang mit sich selbst setzt die Fähigkeit voraus, sich ständig achtsam zu beobachten, um dann bestimmte Verhaltensmuster erkennen und verändern zu können. Die Achtsamkeit können Sie in jedem Moment Ihres Alltags üben.

Ayurveda

Leben, Gesundheit und Krankheit ergeben sich im indischen Heilwissen des Ayurveda − welches eng mit dem Yoga in Verbindung steht − aus dem Zusammenspiel von Geist, Seele und Körper. Krankheit wird *Vyadhi* genannt. *Vyadhi* ruft die unterschiedlichsten Formen des Unglücklichseins und der Niedergeschlagenheit hervor. Heilung bedeutet, diesen Zustand zu beenden und Negativität und Dunkelheit in den Zellen durch Positivität und Licht zu ersetzen. Krankheit ist Missklang, Disharmonie; Gesundheit ist ein Zustand von Harmonie.

Ein ayurvedischer Arzt versteht seine Hilfe immer als Hilfe zur Selbsthilfe. Selbstvertrauen und der Glaube daran, geheilt zu werden, Zuversicht sowie das Annehmen und Akzeptieren der Krankheit sind die besten Voraussetzungen für eine Heilung.

Der menschliche Körper besteht für die ayurvedische Medizin aus den fünf Elementen Erde, Wasser, Feuer, Luft und Äther.

~ Erde findet sich in allen festen Bestandteilen des menschlichen Körpers, die an ihren Ort gebunden sind, wie zum Beispiel die Knochen des Menschen.

~ Wasser findet sich in allen Flüssigkeiten des Körpers: Blut, Lymphe, Schleim. Das Wasser ist für die den Körper zusammenhaltende Kraft verantwortlich.

~ Feuer ist wirksam in der Wärme des Körpers, in der Aktivität der Verdauungssäfte und in anderen wärmeerzeugenden Säften.

~ Luft wirkt in der Empfindungsfähigkeit der Nerven.

~ Äther wirkt durch die grob- und feinstofflichen Nadis, das sind Energiebahnen, von denen der gesamte Körper durchzogen ist.

Diese fünf Elemente nun bilden die drei Doshas oder Temperamente: *Vata*, *Pitta* und *Kapha*:

~ *Vata* entsteht aus Luft und Äther, es ist das Aktivitätstemperament
~ *Pitta* entsteht aus Feuer und Wasser, es ist das Hitzetemperament
~ *Kapha* entsteht aus Wasser und Erde, es ist das Strukturelement.

Die drei Doshas sind verbunden mit den Funktionen der Körpersäfte und den dazugehörigen Nervenströmen. Krankheit heißt, dass sich die Doshas im Ungleichgewicht befinden. Dies hat vielfältige Ursachen. Der Mensch ist ein Teil des Kosmos und mit ihm verbunden. Alles wirkt auf ihn ein: Freundschaften, Feindschaften, Nahrung, Wetter, Tageszeiten und Jahreszeiten. Die fünf Elemente sind entweder im Gleichgewicht oder im Ungleichgewicht. Dominiert etwa das Feuerelement im menschlichen Körper, so könnte dies auf verstärkte Sonneneinwirkung, Hitze oder zu scharfes Essen zurückzuführen sein. Auch der Anblick eines Feindes und die damit verbundene Erregung − Hitze − kann das Element Feuer sehr dominant werden lassen. Das Element Erde wird zu stark, wenn der Mensch sich zu starr und unnachgiebig verhält oder seine Ernährung zu einseitig ist.

Die Praxis von Mudra nimmt Einfluss auf die Verteilung der fünf Elemente. Regelmäßig praktiziert, kann eine Mudra das Ungleichgewicht der Doshas in einen harmonischen Zustand zurückführen helfen. Dies ersetzt jedoch nicht eine unter Umständen notwendige Änderung ungesunder Lebensgewohnheiten.

Die folgenden drei Mudras dienen dem Ausgleich der drei Temperamente.

Aktivitäts-Mudra

Der Daumen berührt leicht Zeigefinger und Mittelfinger. Ringfinger und kleiner Finger sind gestreckt.
Die Mudra wird mit beiden Händen ausgeführt.

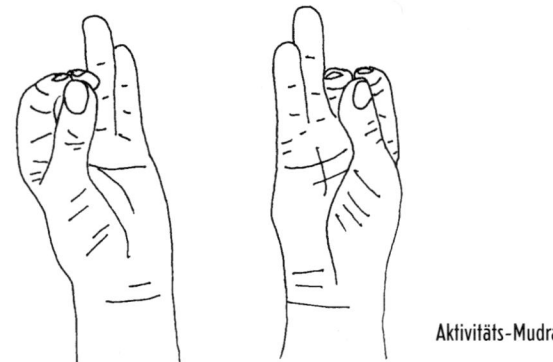

Aktivitäts-Mudra

Hitze-Mudra

Daumen und kleiner Finger berühren sich leicht. Die drei anderen Finger sind geschlossen und gestreckt. Daumen und kleiner Finger der linken Hand berühren leicht den Daumen und den kleinen Finger der rechten Hand. Die drei anderen Finger beider Hände berühren sich nicht.

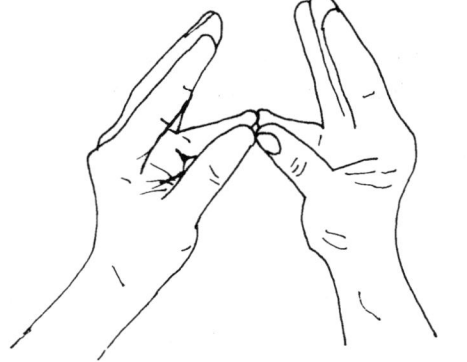

Hitze-Mudra

Struktur-Mudra

Der Daumen der rechten Hand berührt leicht den kleinen Finger und den Ringfinger. Die beiden anderen Finger sind gestreckt. Der Daumen der linken Hand berührt Zeige- und Mittelfinger. Die Mudra wird mit beiden Händen ausgeführt.

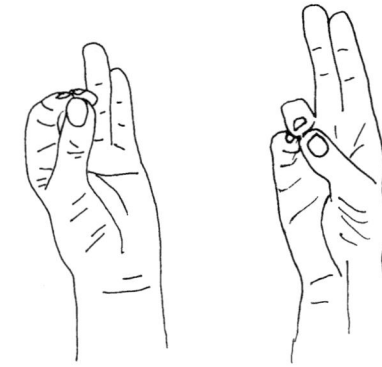

Struktur-Mudra

Mudra und geistige Heilung

Gautama Buddha bezeichnete seine Lehre als Medizin. Er war nicht nur ein spiritueller Lehrer, sondern besaß auch die Fähigkeit, zu heilen, ebenso wie Jesus von Nazareth. Im Neuen Testament sind zahlreiche derartige Geschichten überliefert. Interessant bei diesen Heilungen ist, dass von den Patienten immer verlangt wird, ihr Leben zu ändern, sich von gewohnten Mustern zu verabschieden und alte Fehler nicht zu wiederholen. Von großen Yogis und Heiligen wird ebenfalls oft berichtet, dass sie Kranke geheilt haben. Im tibetischen Tantrismus gibt es sogar Medizinbuddhas, die der Patient anrufen kann, um geheilt zu werden. Der Medizinbuddha wird zumeist mit der Geste der Furchtabwendung (Abhaya-Mudra) gezeigt. Das bedeutet, dass es für den, der Heilung erbittet, unerlässlich ist, die Furcht zu verlieren, auf jede Form der Anwendung von Gewalt sich selbst und anderen gegenüber zu verzichten und vollständiges Vertrauen zu entwickeln.

Einst wollte ein missgünstiger Schüler Buddhas diesen ermorden. Nachdem es ihm mehrfach misslungen war, hetzte er einen wilden Elefanten auf Buddha. Dieser erhob seine rechte Hand in der Geste der Furchtlosigkeit und die Kraft der Liebe Buddhas zähmte den Elefanten.

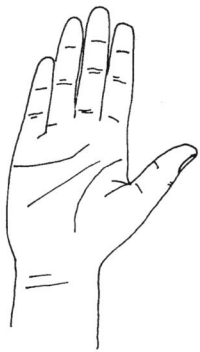

Abhaya-Mudra, die Mudra der Furchtabwendung

„Angst essen Seele auf"

Alle Kulturen stimmen darin überein, dass geistige Heilung nur stattfinden kann, wenn der Patient auch daran glaubt, dass sie möglich ist. Dieser Glaube setzt Furchtlosigkeit voraus, denn durch Angst und Furcht blockieren wir uns und schneiden uns vom kosmischen Energiestrom nahezu vollständig ab.

Tara als gnadenspendender weiblicher Buddha wird angerufen um Schutz und Heilung. Ähnliches finden wir in der Marienverehrung der christlichen Mystik. In der christlichen Ikonographie wird die Mutter Gottes oftmals abgebildet mit einer Segen spendenden Mudra und einer Salbeipflanze – die nicht nur im Okzident wegen ihrer heilbringenden und böse Geister vertreibenden Wirkung hoch geschätzt wird. Die Geste der Gnadengewährung ist die nach unten weisende, geöffnete Hand. Sie können sich, um noch mehr Vertrauen in Ihre Heilung zu gewinnen, ein Bild einer solchen Gottheit anschauen und sich auf deren Geste konzentrieren.

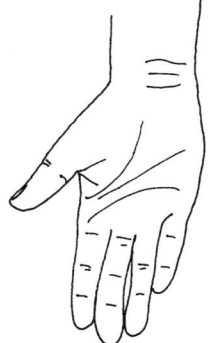

Varada-Mudra,
die Mudra der
Gnadengewährung

Abhaya-Mudra als Geste der Furchtabwendung soll demjenigen, der Heilung erbittet, die Furcht nehmen. Angst ist das Gegenteil von Liebe und Liebe allein ist wirklich heilend. Sie kann nur sein, wo keine Angst ist.

Varada-Mudra als gnadenspendende Geste, die sich zumeist bei den weiblichen Ausdrucksformen und Verkörperungen Gottes findet, verheißt Segen und Wunscherfüllung. In vielen Kulturen hilft die Göttliche Mutter – Mutter hier als Verkörperung allumfassender, uneigennütziger und barmherziger Liebe – den Suchenden auf ihrem Weg zum Heil-Werden und zu einem sinnerfüllten Dasein. Sie verlangt von dem Suchenden vollständige Hingabe, damit ihr Segen ihn erreichen kann. Dieser Segen wird Gnade genannt. Gnade muss einen fruchtbaren Boden finden, den nur der Suchende selbst vorbereiten kann durch ein Sich-Öffnen für die Gande und durch sein Verhalten und Handeln im göttlichen Sinn. Mudra hilft, die Praktizierenden in Verbindung zu bringen mit den heilenden kosmischen Energien, die repräsentiert werden durch Schutzgottheiten, Medizinbuddhas, Tara in ihren verschiedenen Ausdrucksformen, zum Beispiel als gnadenspendender weiblicher Buddha, Maria, Durga, eine weibliche indische Gottheit, dem Erzengel Michael in der katholischen und orthodox geprägten Mystik und vielen anderen.

Im Folgenden eine Mudra zur Unterstützung der Heilung. Glauben Sie fest daran, dass Sie kosmische Energien aufnehmen können. Entwickeln Sie einen inneren Zustand vollständigen Vertrauens. Öffnen Sie sich für die positiven, Licht bringenden Energien des Kosmos.

Mudra der empfangenden Hände

~ Setzen Sie sich aufrecht hin und bleiben Sie während der Übung unbeweglich sitzen.
~ Das Gesicht ist nach Osten oder Norden gewandt.
~ Legen Sie die Hände in den Schoß, mit den Handflächen nach oben, die Hände sind geöffnet.
~ Schließen Sie die Augen.
~ Entspannen Sie den Körper.
~ Konzentrieren Sie sich auf den Atemstrom. Atmen Sie tief und ruhig.
~ Lassen Sie die Gedanken zur Ruhe kommen Betrachten Sie sie von außen, gehen Sie ihnen nicht nach. Lassen Sie sie ziehen.
~ Ziehen Sie die Aufmerksamkeit von körperlichen Empfindungen zurück und lassen Sie sich nicht ablenken.
~ Spüren Sie, wie die geöffneten Hände kosmische Energie aufnehmen, die von dort in den gesamten Körper strömt, ihn erhellt und Organ für Organ, Zelle für Zelle neu belebt.

Prana und Bandhas:
Die Energie im Körper lenken

Prana, die Lebensenergie

Im Ayurveda wie auch in der traditionellen chinesischen Medizin spielt neben dem Energiefluss im Körper auch die Beziehung des Menschen zu seiner Umwelt eine bedeutsame Rolle. Faktoren wie Alter, Jahreszeiten, Vererbung und seelische Gestimmtheit bestimmen den Zustand des *Prana* − die Entsprechung hierfür wäre das Ch´i oder Qi im Konzept der traditionellen chinesischen Medizin. Prana oder Ch´i ist die universelle Lebensenergie. Ernährung, Umgebung und psychisches Verhalten nehmen einen direkten Einfluss auf Prana beziehungsweise die einzelnen Vayus. Prana ist in Tibet auch als *Rlun* und in Japan als *Ki* bekannt.

Es durchdringt den gesamten Kosmos und belebt jeden einzelnen Körper. Ist der Mensch gesund, kann das Prana frei strömen. Krankheit entsteht, wenn es an irgendeiner Stelle des Körpers blockiert wird.

Das Prana im menschlichen Körper wirkt in unterschiedlichen Dimensionen: aufsteigend, ausdehnend, verteilend, absteigend, umwandelnd.

Diese unterschiedlichen Wirkungsweisen des universellen Prana im Körper werden *Vayu* oder Wind genannt. Es werden fünf verschiedene Energiewinde unterschieden, die durch entsprechende Mudras harmonisiert werden können:

Prana

Neben dem übergeordneten Begriff Prana für Lebensenergie handelt es sich hier um einen Teilaspekt des Prana. Prana wirkt aktivierend und ist nach oben gerichtet. Es ist im Körper dafür zuständig, Energie aufzunehmen. Das ist bedeutsam für Herz und Lunge, für Einatmung und Brustraum.

Apana

Apana wirkt in der Ausatmung und ist für die Ausscheidung zuständig. Es ist vom Nabel an abwärts gerichtet. Seine Qualitäten sind die des Loslassems und Entspannens. Alle Organe, die mit Ausscheidung zu tun haben, stehen mit Apana in Verbindung.

Samana

Dieser Energiewind ist für die Assimilation zuständig: Er verbrennt und wandelt um. Samana wirkt in der Nabelregion und wird auch als Agni bezeichnet.

Vyana

Vyana ist für Energieverteilung und Zirkulation zuständig und findet die körperliche Entsprechung in den Funktionen des Kreislaufs.

Udana

Dies bezeichnet die ins Geistige gerichtete Energie und findet seine Entsprechung in der Sprache und der geistigen Entwicklung des Menschen, körperlich liegt die Entsprechung im Bereich der Kehle.

Prana-Vayu-Mudra

Der Daumen berührt leicht den kleinen Finger und den Ringfinger. Die Mudra wird mit beiden Händen praktiziert.

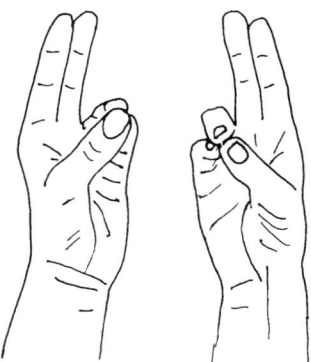

Prana-Vayu-Mudra

Die Prana-Vayu-Mudra unterstützt die nach oben gerichtete Energie des Prana und die Vitalenergie der damit in Verbindung stehenden Organe.

Apana-Vayu-Mudra

Der Daumen berührt leicht Mittel- und Ringfinger. Die beiden anderen Finger sind gestreckt. Üben Sie diese Mudra beidhändig.

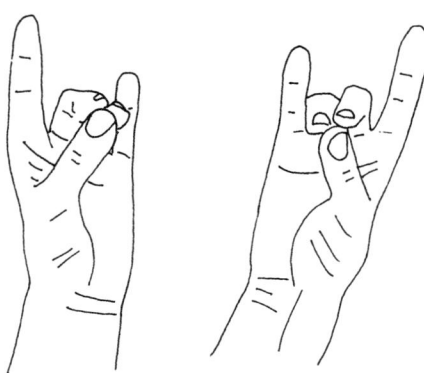

Apana-Vayu-Mudra

Apana-Vayu-Mudra unterstützt die nach unten gerichtete Energie des Prana und die Funktion der damit in Verbindung stehenden Organe, die für Ausscheidung, Entgiftung und Entschlackung zuständig sind.

Die Bandhas (Verschlüsse)

Alle Mudras haben das Ziel, die schlafende Lebenskraft aufzuwecken und in harmonischen Fluss zu bringen. Wie schon gesagt, muss eine Mudra nicht immer nur eine Finger- und Handhaltung sein, sondern kann auch manchmal aus einer Verbindung einer bestimmten Körperhaltung mit einer bestimmten Atemtechnik bestehen. Hierzu werden energetische Verschlüsse eingesetzt, die *Bandhas* heißen. Diese Bandhas sind an sich schon Mudras. Sie werden aber oft auch noch mit anderen Mudras kombiniert.

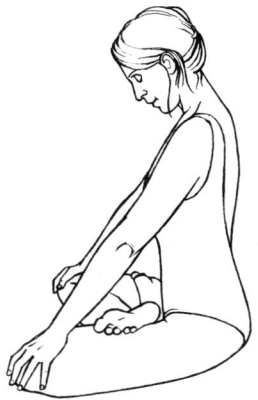

Die Bandhas

Jalandhara-Bandha

Jalandhara-Bandha verschließt den Durchgang der Luft im Hals. Das Kinn wird zum Brustbein gebracht, indem der Kopf gesenkt wird. Die Wirbelsäule bleibt hierbei unverändert gerade, nur der Kopf – und nicht die Schultern – wird gebeugt. So wird verhindert, dass die aufsteigende Energie – Prana – noch weiter heraufsteigt.

Anleitung

~ Aufrechter Sitz.

~ Wenn Sie bequem und aufrecht sitzen, atmen Sie ein, senken Sie den Kopf und lassen Sie das Brustbein Richtung Kinn streben.

~ Nehmen Sie das Kinn etwas zurück und lassen Sie es zum oberen Rand des Brustbeins sinken. Auf diese Weise entsteht ein Gefühl der Spannung im seitlichen Halsbereich.

~ Halten Sie diese Stellung so lange, bis die Ausatmung kommen möchte, dann heben sie den Kopf in die Ausgangsposition.

~ Lassen Sie den Ausatem ganz langsam ausströmen.

Es wird ein leichter Druck auf den Carotissinusnerv im Halsbereich ausgeübt, was einen Blutdruckanstieg während des Atemanhaltens verhindert. Jalandhara-Bandha entspannt Körper und Geist.

Uddiyana-Bandha

Durch Uddiyana-Bandha wird der Brustraum weit geöffnet, dadurch zieht sich die Bauchdecke nach innen. Normalerweise – wenn kein Bandha gesetzt wird – bewegt sich Prana nach oben und Apana nach unten. Uddiyana-Bandha verstärkt die Umkehrung der Energien durch Jalandhara- und Mula-Bandha. Prana wandert nun nach unten und Apana nach oben. Beide Energien begegnen sich dann am Nabel. Das Üben von Uddiyana-Bandha kann die Atemkapazität erhöhen.

Anleitung

~ Aufrechter Sitz.

~ Atmen Sie aus.

~ Öffnen Sie den Brustraum mit einer simulierten Einatmung ohne dass tatsächlich Luft einströmt. Dabei bewegt sich die Bauchdecke nach innen.

~ Lassen Sie jetzt die Einatmung fein einströmen. Wichtig ist, dass dies langsam vor sich geht: Ein zu kräftiges „Hereinplatzen" der Luft könnte die Lungenbläschen schädigen.

~ Halten Sie den Brustraum mit vollen Lungen weit geöffnet.

~ Lassen Sie den Ausatem langsam wieder ausströmen.

Mula-Bandha

Mula-Bandha bildet den dritten Verschluss. Die Anusschließmuskeln werden dabei kontrahiert. Durch diese Kontraktion wird der Anus angehoben. Durch diese Technik wird verhindert, das die sich hinunterbewegende Energieströmung weiter herabsteigt und aus dem Körper entweicht. Apana wird aufgehalten und seine natürliche, abwärtsgerichtete Bewegung wird umgekehrt.

Das Setzen aller drei Bandhas

Anleitung

~ Aufrechter Sitz. Atmen Sie ein.

~ Während der Pause mit vollen Lungen setzen Sie gleichzeitig alle Bandhas. Das Kinn ist in der Halsgrube, der Brustraum ist weit geöffnet und der Bauch nach innen gezogen, die Unterleibsöffnungen sind geschlossen.

~ Mit Beginn der Ausatmung lösen Sie die Bandhas. Heben Sie das Kinn, lösen Sie die Kontraktion der Anussphinkter, halten Sie jedoch den Brustkorb geöffnet.

~ Beginnen Sie von vorn.

Wirkung: In der *Hathapradipika*, einem klassischen Yoga-Text, heißt es, diese Übung besiege Alter und Tod. Die schlafende Lebenskraft soll auf diese Weise erweckt werden. Die alten Texte bedienen sich oft einer blumigen Sprache, um metaphysische Phänomene zu erklären, die sich auch physisch und psychisch zeigen können. Alle drei Bandhas zusammen bewirken eine Umkehrung der Energieströmungen des Körpers, wodurch sich die Energie im Bereich des Nabels sammelt.

Achtung: Beachten Sie bitte beim Üben Ihre eigenen Grenzen und hören Sie auf die Signale Ihres Körpers. Die Beeinflussung der Energieströmungen führt zu einer energetischen Veränderung, welche sowohl in körperlicher Hinsicht als auch auf psychischer Ebene Blockaden löst. Dies kann unter Umständen sogar psychophysische Krisen auslösen. Praktizieren Sie am Anfang besser nicht ohne Begleitung eines erfahrenen Yoga-Lehrenden.

Prana-Mudra

Mit Prana-Mudra können Sie sich dem kosmischen Strom des Prana öffnen. Der ganze Kosmos ist von Prana durchdrungen, Prana ist nichts anderes als die Urschwingung, die alles durchdringt und transzendiert. Sie tanken Prana auf, indem Sie sich für den kosmischen Prana-Strom empfangsbereit machen, und Ihre Hände als Empfangsstationen nutzen.

Prana-Mudra (einfache Variante)

Anleitung

~ Setzen Sie sich aufrecht hin.
~ Legen Sie die Hände mit den Handflächen nach oben in den Schoß oder auf die Knie.

~ Konzentrieren Sie sich auf das Anahata-Chakra (s. S. 57 f.)
entlang der mittleren Achse in Höhe des Herzens.
~ Öffnen Sie Ihr Herz.
~ Lassen Sie in sich Frieden entstehen.

Es gibt von Prana-Mudra auch noch eine Variante für Fortge-
schrittene. Üben Sie sie erst, wenn Sie geübt sind im Setzen der
Bandhas und Ihre Ausatmung verlängern können, ohne dabei in
Atemnot zu geraten.

Prana-Mudra (Variante für Fortgeschrittene)

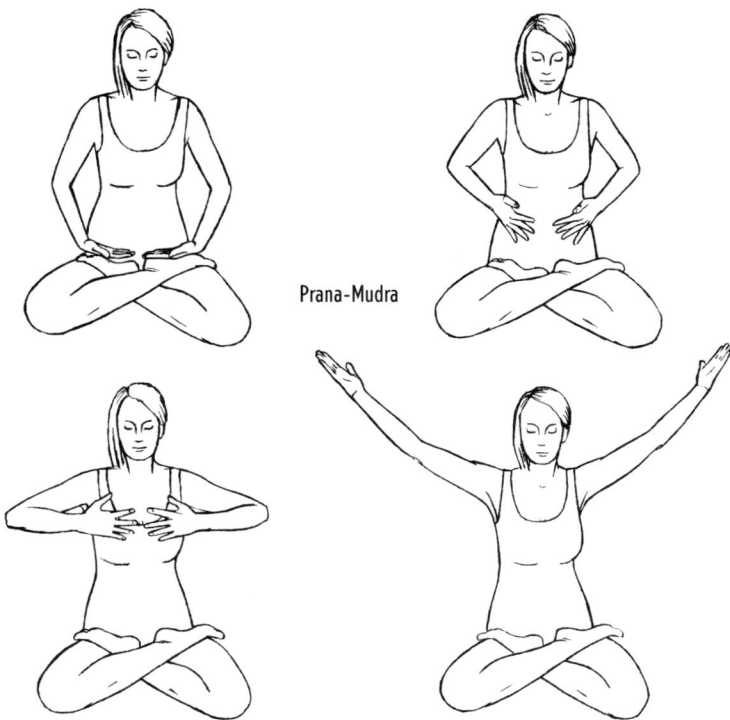

Prana-Mudra

Anleitung

~ Nehmen Sie eine aufrechte Sitzhaltung ein.

~ Schließen Sie die Augen.

~ Legen Sie die Hände auf die Knie in empfangender Handhaltung: Die Handflächen sind nach oben gerichtet.

~ Atmen Sie tief ein und vollständig aus.

~ Während der Pause mit leerer Lunge schließen Sie die
Unterleibsöffnungen durch Kontraktion der Schließmuskeln (Mula-Bandha).

~ Konzentrieren Sie sich auf die Basis der Wirbelsäule.

~ Halten Sie den Atem nicht zu lange an. Sie sollten nicht in
Atemnot geraten.

Achtung: Erzwingen Sie nichts! Erweitern Sie Ihre Atemkapazität langsam und Schritt für Schritt. Falls Sie den Atem länger
anhalten, setzen und lösen Sie immer gleichzeitig alle drei
Bandhas. Dies gilt grundsätzlich für Pausen mit voller Lunge.
Verlängern Sie allmählich Einatmung, Atempause und Ausatmung. Ein optimales Zeitverhältnis von der Einatmung
zur Ausatmung beträgt 1:2. Die Atempausen sollten nicht auf
Kosten der Länge der Ausatmung gehen.

~ Lösen Sie die Bandhas und atmen Sie ganz langsam – tief
und mit feinem Atemstrom – wieder ein.

~ Bewegen Sie gleichzeitig die Hände mit den geöffneten
Handflächen nach oben bis in Höhe des Nabels. Die
Handflächen sind leicht zum Körper geneigt. Nehmen Sie
während dieser Bewegung die aufsteigende Energie des
Prana wahr: Entlang der Wirbelsäule von der Basis der
Wirbelsäule bis zum Nabel.

~ Halten Sie die Hände geöffnet, sodass die Fingerspitzen
beider Hände, ohne sich zu berühren, zueinander zeigen.

~ Atmen Sie aus.

~ In der Pause nach der Ausatmung schließen Sie die Unterleibsöffnungen.

~ Öffnen Sie weit den Brustkorb und atmen Sie ein – lassen Sie den Atem fein und vollständig einströmen.

~ Gleichzeitig mit der Einatmung bewegen Sie die Hände bis zur Höhe des Herzens.

~ Nehmen Sie wahr, wie sich entlang der Wirbelsäule Prana vom Nabel bis in Herzhöhe nach oben bewegt.

~ Öffnen Sie den Brustkorb noch weiter und füllen Sie den Atemraum mit noch mehr Luft.

~ Führen Sie gleichzeitig die Hände bis in Höhe der Kehle.

~ Nehmen Sie wahr, wie der Pranastrom entlang der Achse sich zunächst bis in Höhe der Kehle bewegt, von dort weiter aufsteigt zum Bereich zwischen den Augenbrauen und schließlich den ganzen Kopf erfüllt und sich außerhalb und oberhalb des Kopfes auszudehnen beginnt.

~ Halten Sie den Atem mit vollen Lungen. Setzen Sie gleichzeitig die Bandhas.

~ Breiten Sie die Arme seitlich aus, bis sie sich leicht gebeugt mit den Handflächen nach oben in Ohrenhöhe befinden.

~ Visualisieren Sie Licht, das aus Ihrem Kopfinneren friedvoll und heilend nach außen strahlt.

~ Atmen Sie aus, kommen Sie in umgekehrter Reihenfolge wieder zurück, senken Sie gleichzeitig die Arme und nehmen Sie wahr, wie sich der Prana-Lichtstrom wieder nach unten bewegt.

~ Atmen Sie tief und enspannt weiter. Verweilen Sie in der Betrachtung des Atems.

Mudra im Yoga

Es gibt viele verschiedene Yogarichtungen mit unterschiedlichen Namen. Daneben gibt es auch zahlreiche alte und neue Yogaschriften. Es ist nie ganz einfach, in der Vielheit die Essenz zu erkennen, die die Vielheit wieder eint. Ziel des Yoga ist jedoch in letzter Instanz immer *Samadhi* – die Verschmelzung des individuellen Selbst mit dem überindividuellen, höheren Selbst und die Überwindung des Leidens. Samadhi ist ein Zustand des Einsseins mit Gott, wo alle Polarität aufgehoben ist, ein Zustand höchster Freude.

Ein bekannter Weg hin zu Samadhi bezieht den Körper mit ein: Die yogischen Körperhaltungen, die dabei eingesetzt werden, heißen Asanas. Ein Asana wird immer dann zur Mudra, wenn es mit einer besonderen Konzentration verbunden ausgeführt wird. Hierdurch wird der Energiefluss verstärkt.

Mudra ist eine fortgeschrittene Übung des Hatha-Yoga und führt durch gezielte Energielenkung dazu, die kosmische Energie in uns zu erwecken und zum Aufsteigen zu bringen.

Auf einige Besonderheiten des *Hatha-Yoga* und des tantrischen Wegs soll im Folgenden genauer eingegangen werden. Es gibt viele Texte, die Mudra beschreiben. Ein Verzeichnis von Mudras findet sich zum Beispiel in der *Yogatattva-Upanishad*. Darin wird die Meditationsstellung des Kopfstands erwähnt, der man therapeutische Wirkungen zuschreibt: nach einer Übungspraxis von drei Monaten sollen beispielsweise Falten und graue Haare verschwinden.

Die *Dhyanabindu-Upanishad* dagegen beschreibt Mudra, das hier im Zusammenhang mit erotisch-magischer Praxis steht, als das Bestreben, die Gegensätze im eigenen Körper zu überwinden und die beiden polaren Prinzipien – Shiva und Shakti genannt – oder auch die beiden Seiten Ha und Tha durch Vereinigung aufzuheben. Manche Yogaschulen warnen davor, dem Wohlergehen des Körpers ein zu großes Gewicht beizumessen, da dies dazu verführen könne, die dem Körper übergeordneten geistigen Werte zu vernachlässigen und eine ungünstige, unbescheidene Haltung einzunehmen. Ramana Maharshi, ein indischer Weiser dieses Jahrhunderts, formulierte einmal, dass der Hatha-Yogi, wenn er zu körperfixiert sei, lediglich einem gesundem Tier gleiche. Der Körper jedoch sei unweigerlich dem Wandel unterworfen, dies möge man nicht vergessen.

Babajii, ein indischer Meister, reduzierte die Weisheit des Yoga bezogen auf die heutige Zeit auf die drei Worte: Wahrheit, Einfachheit, Liebe.

Aurobindo, ein weiterer indischer Weiser unseres Jahrhunderts, prägte den Begriff des integralen Yoga. Speziell in der heutigen Zeit fordert er die Entwicklung vollständigen Vertrauens und ein vollständiges Übergeben all unserer Handlungen an die alles durchdringende Intelligenz des Kosmos, die er Göttliche Mutter nennt.

Mudra und Geheimnis

„Der Reihe nach sollen deshalb die Mudras ganz genau geübt werden, um die Göttin zu erwecken, die am Eingang des Großen Tores schläft. … Sie wurden von Shiva erklärt und schenken acht Zauberkräfte. Sie sind hoch geschätzt von allen Weisen und selbst für die Götter schwer zu erlangen. … Diese Mudras sollen geheim gehalten werden. Etwa so, wie man eine Schatzkiste hütet. Sie sollen keinesfalls jemandem mitgeteilt werden, genau, wie auch Ehemann und Ehefrau ihre Beziehungen geheim halten. So steht es in der Hathapradipika, einem weiteren wichtigen Text der Yoga-Lehre.

Die Technik von Mudra sollte also wie ein Geheimnis gehütet werden. Der geheime Sinn von Mudra in der Yoga-Lehre erschließt sich nur denjenigen, die durch ihre Entwicklung bereits in der Lage sind, diesen Sinn auch zu erkennen. Praktiziert man sie, ohne bereits Fortschritte auf dem Weg des Yoga gemacht zu haben und ohne Einführung durch einen guten Lehrer, so bleibt die Praxis ohne Erfolg.

Sie könnte – falsch und im falschen Sinn angewandt – sogar Schaden anrichten, sowohl auf gesundheitlicher, wie auch auf spiritueller Ebene, und zwar wenn der Adept für die ihm erwachsenden „Zauberkräfte" noch nicht die nötige innere Reife hat, die einen Missbrauch aus egoistischen Motiven verhindert.

Missbraucht der Yogi diese dem Bewusstsein erwachsenden Kräfte, würde er sich selbst und anderen Schaden zufügen und in seiner Entwicklung weit zurückfallen. Er müsste sich nach der Yoga-Lehre viele Leben lang wieder verkörpern, um sein Bewusstsein erneut zu verfeinern und auf eine höhere Stufe zu heben.

In den alten Texten findet sich Mudra oft nur spärlich und unvollkommen beschrieben, sodass sich allein schon daraus die Notwendigkeit eines Lehrers ergibt. Ein guter Lehrer kann erkennen, wann der Schüler für eine fortgeschrittene Yogatechnik bereit ist. Vom Schüler selbst wird erwartet, dass er Eigenverantwortung entwickelt, sich in ethischem Verhalten übt und keinen Missbrauch treibt.

Im Hatha-Yoga heißt es, dass der Körper zunächst eine gewisse Stabilität erreichen soll, bevor mit der Praxis fortgeschrittener Yogatechniken begonnen wird. Diese Stabilität erreicht er durch die regelmäßige Praxis der yogischen Körperhaltungen und -übungen.

Körper und Geist hängen schließlich zusammen, darum kann es sehr hilfreich sein, den Körper als Werkzeug zu nutzen für die Festigkeit des Geistes. Je stabiler der Körper wird, desto stabiler und widerstandsfähiger wird auch der Geist.

Ein Yogi erhöht durch die Übungspraxis die Schwingungsfrequenz seines Körpers. Hierdurch bereitet er den Körper vor, noch höhere Frequenzen aufzunehmen. Ohne Vorbereitung – wozu noch weitere Faktoren wie richtige Ernährung zählen – würden seine Energiezentren Schaden nehmen wie bei einem normalen Stromkabel, das die Hitze von Starkstrom nicht aushalten kann.

Ein weiterer wesentlicher Aspekt des Geheimnisses findet sich in dem Wissen darüber, dass alle Inhalte an Wert verlieren, wenn man zu viel darüber redet. Hier gilt: Reden ist Silber, Schweigen ist Gold.

Mudra und der tantrische Weg

Tantra heißt soviel wie Gewebe, Netzwerk. Das Körperliche, das Geistige , das Psychische werden mithilfe der vielen tantrischen Techniken vernküpft und in Einklang gebracht. Tantra ist ein Weg der Integration. In der tantrischen Meditation werden die Sinne genauso miteinbezogen wie Körper, Denken, Fühlen und Intuition.

Ziel im Tantra ist es, in uns die kosmische Energie zu erwecken. Diese kosmische Energie wird *Kundalini* genannt und durch die eingerollte, schlafende Schlange an der Basis der Wirbelsäule symbolisiert. Im erwachten Zustand erhebt sich die Schlange entlang der Wirbelsäule als Bild für die erwachte Lebensenergie, welche durch die Hauptnervenleitung des Menschen − die Wirbelsäule, in der sich *Sushumna*, eine Hauptenergiebahn (s. S. 48 ff.) befindet, nach oben aufsteigt. Dieser Aufstieg der Lebensenergie nun − die entrollte Kundalini − bewirkt eine Veränderung des Bewusstseins, der Mensch erwacht zu seinem höheren Selbst.

Für die tantrischen Meditationswege bilden *Yantra*, *Mantra* und *Mudra* die Fahrzeuge auf dem Weg zum Selbst. Yantras oder Mandalas zeigen das nach außen gekehrte Kosmogramm des Menschen. In der tantrischen Praxis macht sich der Yogi durch Verinnerlichung zum Zentrum des Yantras und kann sich so selbst im Zentrum der universellen Kraft fühlen. Anschließend wird, damit der Yogi durch diese Erfahrung nicht dazu verführt wird, eine überhebliche Geisteshaltung zu entwickeln und seine Kräfte zu missbrauchen, das Mandala wieder aufgelöst. Die Praxis von Mudra geht zumeist einher mit der Rezitation von Mantras, das sind Silben oder Sätze in der heiligen altindischen Sprache Sanskrit, die immer wieder wiederholt werden (s. S. 101 ff.).

Im Tantra geht es immer um lebendige, praktische Erfahrung. Der tantrische Yogi geht von der Vorstellung aus, dass das Äußere dem Inneren entspricht. So übt er mit äußeren Mudras, um eine innerliche Veränderung zu bewirken. Mudra kann für Tantriker in der Meditation nur praktisch erlebt werden, Theorie wird sie niemals verständlich machen.

Es findet sich noch eine weitere Bedeutung des Wortes Mudra in den tantrischen Texten, und zwar bezeichnet Mudra hier die Gattin des Yogin, die dieser nach festgelegten Riten lieben soll. In diesem Sinn bringt die Frau als polares Gegenstück zum Mann und als Stellvertreterin der Göttin dem Mann Glück.

Die Chakren

Und als ich mich wandte, sah ich sieben goldene Leuchter und mitten unter den sieben Leuchtern einen, der war eines Menschen Sohne gleich … und er hatte sieben Sterne in seiner rechten Hand.
Offenbarung

Chakra heißt übersetzt Rad, Kreis. Die Chakren sind Energiezentren des feinstofflichen Körpers – sie sind Zentren des im Körper wirkenden Bewusstseins, das hier als individueller Ausdruck des höheren Selbst zu verstehen ist. Diese Zentren befinden sich entlang der Wirbelsäule. Jeder Mensch hat sieben Hauptchakren und jedes Chakra bildet den Ausgangspunkt tausender Nadis, das sind Energiebahnen, Leitkanäle der pranischen Energie. Prana bezeichnet die universelle Lebenskraft.

Der strahlenförmige Verlauf der Nadis hat dazu geführt, dass die Chakren als Lotos beschrieben worden sind. Sie wurden von Yogis, die diese feinstofflichen Energiebahnen in einer inneren Schau gesehen haben, übereinstimmend so beschrieben. Das psychophysische System des Menschen besteht also aus einem Netzwerk von Nadis. Es werden 72000 Nadis genannt, hiervon vierzehn Hauptnadis, von denen drei als die wichtigsten gelten: *Sushumna*, *Ida* und *Pingala*.

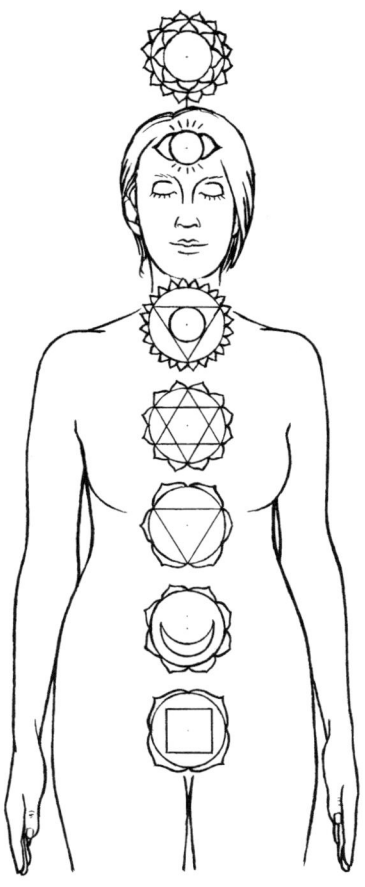

Die sieben
Hauptchakren
des Menschen

Sushumna-Nadi befindet sich im Zentralkanal des Rückenmarks.
Sie verläuft von der Basis der Wirbelsäule hoch zum Kopf.
Ida-Nadi befindet sich links von der Sushumna-Nadi, und Pinga-
la-Nadi rechts von ihr. Sie winden sich, ebenfalls von unten nach
oben, um die Lotos herum. Ida endet im linken Nasenloch und
wird mit dem Mond verglichen, Pingala endet im rechten Nasenloch und wird mit der Sonne verglichen. Beide vereinigen sich im
Muladhara-Chakra an der Basis der Wirbelsäule und im Ajna-
Chakra zwischen den Augenbrauen.

Das Innerste der Sushumna-Nadi bildet den Kanal für die Bewegung der Kundalini, der Lebensenergie und schöpferischen Kraft des Menschen, deren Aufstieg ein höheres Bewusstsein und die Transformation der Gunas in deren höhere Qualitäten bewirkt: Sattva vom Zustand der Ausgeglichenheit zu echtem spirituellen Licht, Rajas als Zustand der Bewegung zu ruhiger, starker Kraft und Tamas als Zustand der Trägheit zu Frieden und göttlicher Ruhe. Wenn die Kundalini aufsteigt, wandert sie durch die sieben Chakren nach oben. Sind die Chakren blockiert, ist dies nicht möglich, deswegen ist es besonders wichtig, etwaige Blockaden zu lösen, bevor durch eine entsprechende Yogapraxis ein Aufstieg der Kundalini geübt wird.

Ist man ständig achtsam mit dem, was man tut, und übt Hingabe, Selbstachtung und Liebe zu den Mitmenschen und Mitgeschöpfen, so findet dadurch eine Konzentration auf das Herzzentrum statt und psychische Blockaden wie Angst, Gier, Zorn, Hass, Anhaften und alle anderen negativen Beweggründe des Ego können bereinigt werden.

Die Liebe des Herzens steht in direkter Verbindung zur göttlichen Natur. Alle Übung ist nichts wert, wenn man nur eigennützig handelt und sich nicht immer wieder daran erinnert, diese Liebe in sich selbst zu erwecken.

In seinem Brief an die Korinther schreibt Paulus: „Auch gibt es himmlische Körper und irdische Körper. Aber andersartig ist der Glanz der himmlischen und andersartig derjenige der irdischen. Anders ist der Glanz der Sonne und anders der Glanz des Mondes und anders der Glanz der Sterne. Ein Stern ist ja vom andern an Glanz verschieden. So verhält es sich auch mit der Auferstehung der Toten. Gesät wird in Verweslichkeit, auferweckt in Unverweslichkeit. Gesät wird in Unansehnlichkeit, auferweckt in Herrlichkeit; gesät wird in Schwachheit, auferweckt in Kraft. Gesät wird ein sinnenhafter Leib, auferweckt ein geistiger Leib."

Die Chakren zu öffnen und sie zu aktivieren ist eines der Yogaziele, um den Menschen zu höherer Bewusstheit zu erwecken, damit er nicht mehr blind durch sein Ego bestimmt wird.

Die Entwicklung höherer Bewusstheit geht einher mit einem gesteigerten Sinn für geistige Werte, Kunstsinn und Schönheitssinn formen sich aus und schließlich das Erleben von allumfassender Freude und Befreiung aus den Fesseln des Leidens. Im Folgenden werden Übungen zu den einzelnen Chakren beschrieben.

Muladhara-Chakra

Aus dem Geist, der die fünf elementaren Eigenschaften verkörpert, entwickelt sich der physische Körper. Der physische Körper ist selbst mit diesen Eigenschaften ausgestattet, und aufgrund dieses Geist-Körper-Zusammenhangs nehmen wir die äußere Welt wahr, die ihrerseits aus den fünf elementaren Qualitäten von Erde, Wasser, Feuer, Wind und Raum zusammengesetzt ist.
Kalu Rinpoche

Jedes Chakra erfüllt einen bestimmten psychischen Zweck und erfüllt auch für den Körper eine bestimmte Aufgabe. Den fünf untersten Chakren sind auch noch die fünf Finger zugeordnet. Das Muladhara-Chakra ist das Wurzel- oder Basischakra. Es befindet sich an der Basis der Wirbelsäule. Hier liegt die schlafende Kundalini eingerollt – von hier aus beginnt der Aufstieg der ruhenden Lebensenegie zu höherer Bewusstheit. Muladhara-Chakra beherrscht das psychische Bewusstsein bis hinein ins Unterbewusste. *Muladhara* heißt übersetzt: die Unterstützung von der Basis.

Dem Muladhara-Chakra ist das Element Erde zugeordnet, als Sinn der Geruchssinn und als Entsprechung im physischen Körper die trockenen Bereiche des Anus und der Nase, außerdem der Ringfinger.

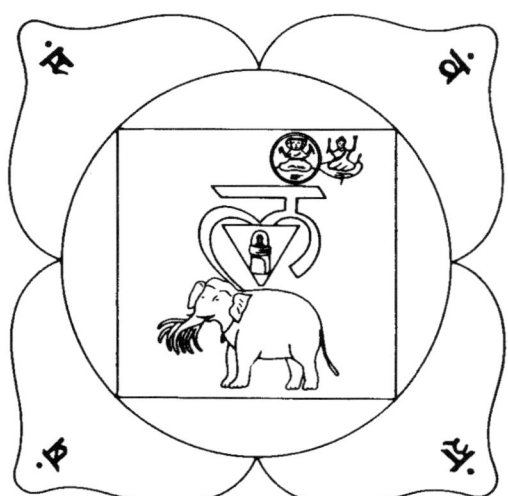

Symbol des
Muladhara-Chakra

Knochen, Fleisch, die Gerüche und das Organ des Geruchssinnes
sind aus dem Element Erde gebildet. Das Potenzial des Elementes
Erde findet sich wieder in unserem Geist: Beständigkeit und die
Fähigkeit des Geistes, die Basis für alle Erfahrungen zu bilden, kor-
respondiert mit der Eigenschaft des Erdelementes.

Die Mudra der Erde

Anleitung

~ Sitzen Sie aufrecht. Die Hände liegen auf den Knien mit den
   Handflächen nach oben.
~ Daumen und Zeigefinger bilden einen Kreis. Die anderen
   Finger sind gestreckt.
~ Visualisieren Sie einen orangefarbenen Punkt.
~ Konzentrieren Sie sich auf die Basis der Wirbelsäule
~ Rezitieren Sie das Mantra *Lam* (Näheres zu Mantras finden
   Sie ab Seite 101).
~ Verweilen Sie 5 bis 10 Minuten in dieser Konzentration.

Mudra der Erde (Variante)

Anleitung

~ Sitzen Sie aufrecht.
~ Ringfinger und Daumen bilden einen Kreis, die anderen
Finger sind gestreckt.
~ Konzentrieren Sie sich auf den Geruch von Erde.

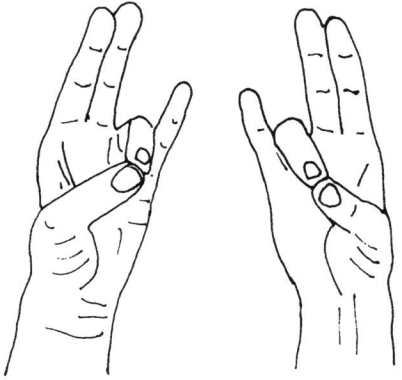

Erdmudra

Svadhisthana-Chakra

Svadhisthana heißt übersetzt: die eigene Residenz. Das Svadhista-
na-Chakra ist das Sexual- und Unterleibszentrum. Es befindet sich
oberhalb des Damms. Es beherrscht die niedere Lebensnatur.
Unsere Lebensnatur besteht aus Leidenschaften, Erregungen,
Wünschen, Begierden, dem Lebenswillen, dem Willen zur Tat und
aus den Reaktionen hierauf: besitzergreifendes Verhalten, Ärger,
Gier, Lust und Furcht. Gelingt es uns, diese zu überwinden, so führt
uns dies zum Gleichgewicht.

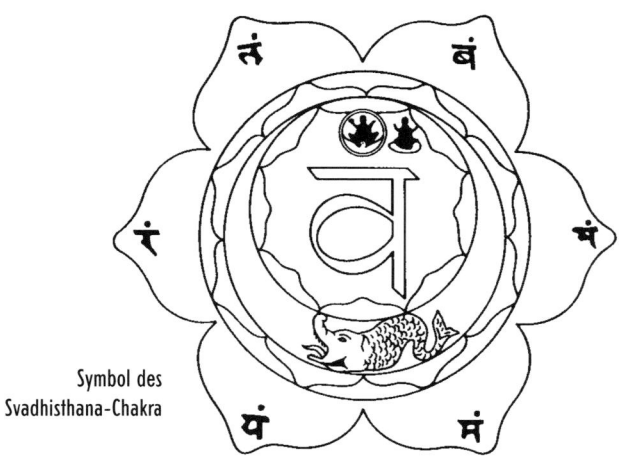

Symbol des
Svadhisthana-Chakra

Dem Svadhisthana-Chakra ist das Element Wasser zugeordnet, als Sinn der Geschmackssinn und als Entsprechung im physischen Körper das Organ des Geschmackssinns und die Geschmacksnuancen sowie das Blut und alle anderen Körperflüssigkeiten. Dem Svadhisthana-Chakra ist außerdem auch noch der kleine Finger zugeordnet.

Die Fähigkeit des menschlichen Geistes, anpassungsfähig und kontinuierlich zu sein, hat er mit dem Element Wasser gemeinsam.

Die Mudra des Wassers

Anleitung

~ Sitzen Sie aufrecht.
~ Die Hände liegen auf den Knien mit den Handflächen nach oben.

~ Halten Sie beide Hände in Ijnana-Mudra: Daumen und Zeigefinger bilden einen Kreis. Die anderen Finger sind gestreckt (s. S. 97 f.).

~ Konzentrieren Sie sich auf den Bereich der mittleren Achse oberhalb des Schambeins.

~ Visualisieren Sie eine weiße Mondschale.

~ Rezitieren Sie das Mantra *Vam* (Näheres zu Mantras finden Sie ab Seite 101).

~ Verweilen Sie 5 bis 10 Minuten in dieser Konzentration.

Mudra des Wassers (Variante)

Anleitung

~ Sitzen Sie aufrecht.

~ Kleiner Finger und Daumen bilden einen Kreis, die anderen Finger sind gestreckt.

~ Konzentrieren Sie sich auf den Geschmack von Wasser.

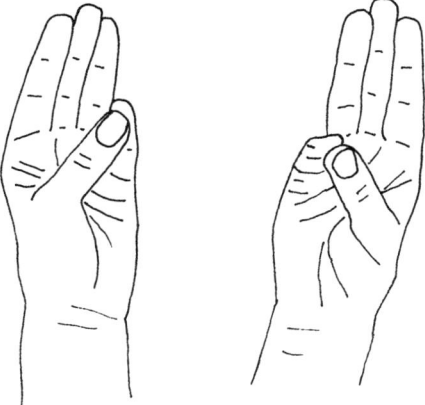

Wassermudra

Manipura-Chakra

Manipura heißt übersetzt: die Fülle der Juwelen. Das Manipura-Chakra ist das Persönlichkeitszentrum. Es wird auch *Nabhipadma* oder Sonnengeflechtszentrum genannt und befindet sich etwa in der Höhe des Bauchnabels. Es regiert die höhere Lebensnatur: den Willen.

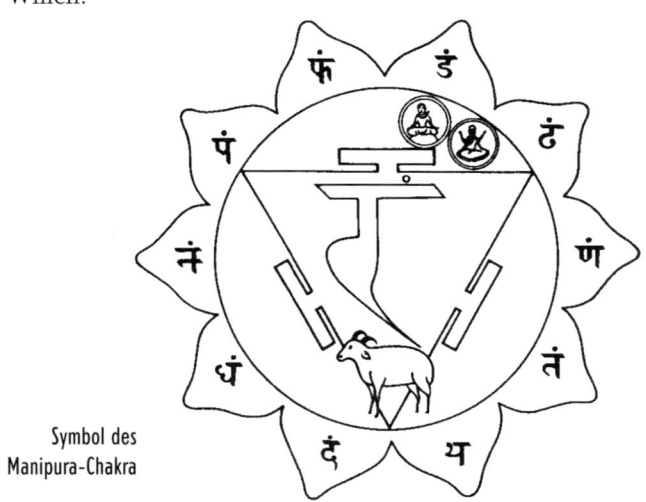

Symbol des
Manipura-Chakra

Ihm ist das Element Feuer zugeordnet, als Sinn der Sehsinn und als Entsprechung im physischen Körper das Organ des Sehsinns, Farbe, Form, Wärme und Ausdehnung. Außerdem ist ihm der Daumen zugeordnet.

Geistesklarheit und die Fähigkeit, wahrzunehmen, finden ihre Entsprechung im Element Feuer.

Die Mudra des Feuers

Anleitung

~ Sitzen Sie aufrecht.
~ Die Hände liegen auf den Knien mit den Handflächen nach oben.
~ Halten Sie beide Hände in Ijnana-Mudra: Daumen und Zeigefinger bilden einen Kreis. Die anderen Finger sind gestreckt.
~ Konzentrieren Sie sich den Bereich der Mittleren Achse in Höhe des Nabels.
~ Rezitieren Sie das Mantra *Ram* (Näheres zu Mantras finden Sie ab Seite 101).
~ Verweilen Sie 5 bis 10 Minuten in dieser Konzentration.

Mudra des Feuers (Variante)

Anleitung

~ Sitzen Sie aufrecht.
~ Zeigefinger und Daumen bilden einen Kreis, die anderen Finger sind gestreckt.
~ Konzentrieren Sie sich auf die Empfindung der Wärme.

Anahata-Chakra

Anahata heißt übersetzt: der Ton. Dieser Ton existiert aus sich selbst heraus. Das Anahata-Chakra ist das Herzzentrum. Es wird auch *Hridpadma* genannt. Es befindet sich in der Höhe des anatomischen Herzens und beherrscht das Gefühlsleben. Das Anahata-Chakra regiert das emotionale Wesen des Menschen.

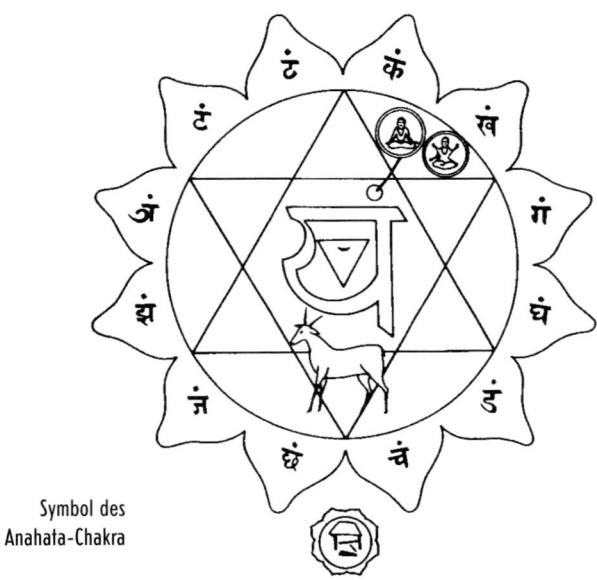

Symbol des
Anahata-Chakra

Ihm ist das Element Luft zugeordnet, als Sinn der Tastsinn und als
Entsprechung im physischen Körper das Organ des Tastsinns – die
Haut, sowie die taktilen Wahrnehmungen und der Atem, außerdem der Zeigefinger. Die ununterbrochene Bewegung des Geistes
entspricht dem Element Luft.

Die Mudra der Luft

Anleitung

~ Sitzen Sie aufrecht.
~ Die Hände liegen auf den Knien mit den Handflächen nach
  oben.
~ Halten Sie beide Hände in Ijnana-Mudra: Daumen und
  Zeigefinger bilden einen Kreis. Die anderen Finger sind ge-
  streckt.

~ Konzentrieren Sie sich auf den Bereich der mittleren Achse in Höhe des Herzens, jedoch ohne die Konzentration direkt auf das Herz zu lenken.

~ Konzentrieren Sie sich auf das Gefühl der Berührung ihrer Haut mit der Luft.

~ Visualisieren Sie einen rauchfarbenen sechszackigen Stern.

~ Rezitieren Sie das Mantra *Yam* (Näheres zu Mantras finden Sie ab Seite 101).

~ Verweilen Sie 5 bis 10 Minuten in dieser Konzentration.

Mudra der Luft (Variante)

Anleitung

~ Sitzen Sie aufrecht.

~ Zeigefinger und Daumen bilden einen Kreis, die anderen Finger sind gestreckt.

~ Konzentrieren Sie sich auf die Empfindung der Berührung: der Atemstroms bei der Einatmung und bei der Ausatmung, den Berührungsreiz der Luft in der Nase, die Berührung der Haut mit Luft und Kleidung.

Vishuddha-Chakra

Vishuddha heißt übersetzt Reinigung. Das Vishuddha-Chakra ist das Kehlkopf-Chakra oder Ausdruckszentrum in Höhe des Kehlkopfes. Es beherrscht das Ausdrucks- und Äußerungsvermögen, es regiert den formgebenden Geist.

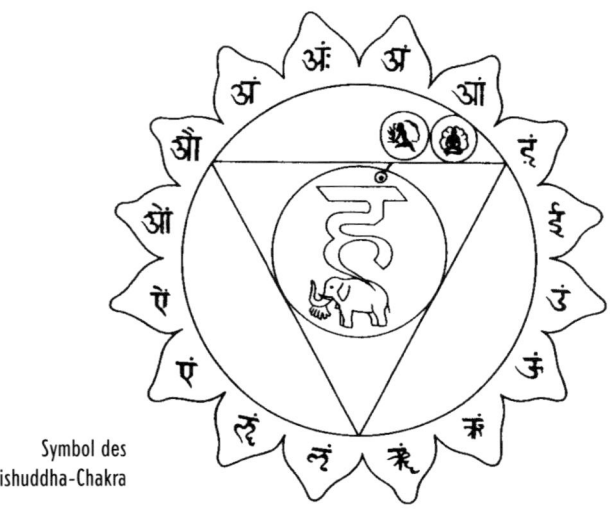

Symbol des
Vishuddha-Chakra

Ihm ist das Element Äther zugeordnet, als Sinn der Gehörsinn und als Entsprechung im grobstofflichen Körper die Hohlräume im Körper, das Organ des Höhrsinns sowie Töne und Vibrationen. Dem Vishuddha-Chakra ist außerdem der Mittelfinger zugeordnet. Die unbegrenzte Leere des Geistes entspricht dem Raum.

Die Mudra des Äthers

Anleitung

~ Sitzen Sie aufrecht.
~ Die Hände liegen auf den Knien mit den Handflächen nach oben.
~ Daumen und Zeigefinger bilden einen Kreis. Die anderen Finger sind gestreckt.
~ Konzentrieren Sie sich auf den Bereich der Kehle.
~ Rezitieren Sie das Mantra *Ham* (Näheres zu Mantras finden Sie ab Seite 101).
~ Verweilen Sie 5 bis 10 Minuten in dieser Konzentration.

Mudra des Äthers (Variante)

Anleitung

~ Sitzen Sie aufrecht.
~ Mittelfinger und Daumen bilden einen Kreis, die anderen Finger sind gestreckt.
~ Konzentrieren Sie sich auf das Gehör. Hören Sie nach innen und nach außen.

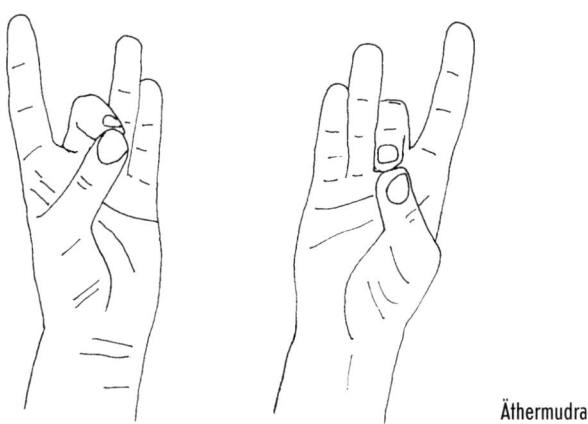

Äthermudra

Ajna-Chakra

Ajna kann man mit Ordnung, Führung, Richtung übersetzen.
Das Ajna-Chakra ist das Zentrum zwischen den Augenbrauen und heißt auch Erkenntniszentrum. Es beherrscht den lebendigen Denkvorgang im Geist, das Wollen, die innere Schau, die geistige Gestaltung.
Ajna-Chakra ist der Sitz der Intuition. Hiermit ist die Fähigkeit verbunden, alle fünf Elemente zu transzendieren.

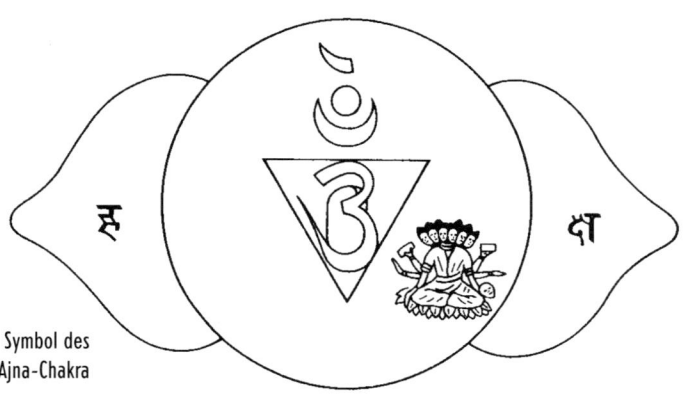

Symbol des
Ajna-Chakra

Die Mudra der Intuition

Anleitung

~ Sitzen Sie aufrecht.

~ Die Hände liegen auf den Knien mit den Handflächen nach oben.

~ Halten Sie beide Hände in Ijnana-Mudra: Daumen und Zeigefinger bilden einen Kreis. Die anderen Finger sind gestreckt.

~ Konzentrieren Sie sich auf den Punkt zwischen den Augenbrauen. Schauen Sie dorthin mit dem inneren Blick, indem Sie hinter geschlossenen Augenlidern die Augäpfel so drehen, als ob Sie von innen auf die Stelle blickten. Halten Sie die Augen dabei entspannt.

~ Rezitieren Sie das Mantra Om (Näheres zu Mantras finden Sie ab Seite 101).

~ Verweilen Sie 5 bis 10 Minuten in dieser Konzentration.

Mudra der Intuition (Variante)

Anleitung

~ Sitzen Sie aufrecht.
~ Daumen und Zeigefinger bilden einen Kreis, die anderen
Finger sind gestreckt.
~ Nehmen Sie die Ausdehnung des Atems wahr.

Sahasrara-Chakra

Sahasrara-Chakra oder *Sahasradala* wird als tausendblättriger Lotos
beschrieben. Es befindet sich über dem Kopf im feinstofflichen
Körper des Menschen. Es regiert den höheren denkenden Geist.

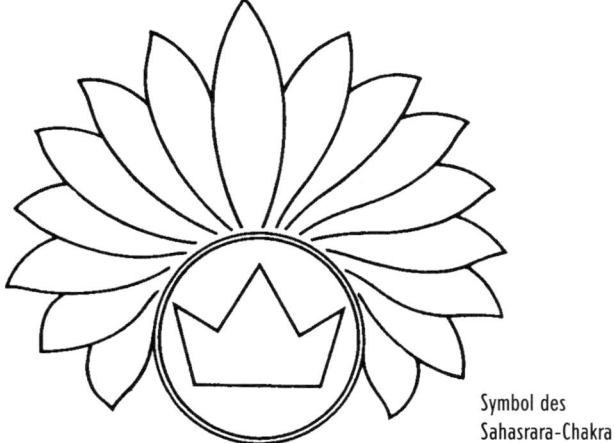

Symbol des
Sahasrara-Chakra

Die Mudra des Lichts

Anleitung

~ Sitzen Sie aufrecht.
~ Die Hände liegen auf den Knien mit den Handflächen nach oben.
~ Halten Sie beide Hände in Ijnana-Mudra: Daumen und Zeigefinger bilden einen Kreis. Die anderen Finger sind gestreckt.
~ Konzentrieren Sie sich auf den Bereich oberhalb des Kopfes.
~ Visualisieren Sie Licht, das von dort aus in jede Zelle Ihres Körpers strömt und heilend selbst die dunkelsten Winkel erhellt und durchdringt
~ Verweilen Sie 10 Minuten in dieser Konzentration.

Die Hand und ihre Chakren

Vom lateinischen Wort *manus* für Hand lässt sich das Wort Manifestation ableiten. Die Hand erschafft. Alle Manifestation, alle Dinge und Ereignisse sind von göttlicher Hand erschaffen. Deutlich zeigt uns das Michelangelos Bild der Schöpfung, in dem die Hand Gottes mit der Zeigefingerspitze Kontakt hat zur Zeigefingerspitze des ersten Menschen.

Speziell den Fingern schreibt die indische Weisheitslehre symbolische Bedeutung zu:

~ Der Zeigefinger symbolisiert den Moment nach dem Schöpfungsvorgang, das Absolute in seiner Verinnerlichung als individuelles Selbst, den *Atman*.
~ Der Daumen symbolisiert das universelle Bewusstsein, das *Brahman* oder die Unendlichkeit vor der Schöpfung.
~ Der Mittelfinger symbolisiert *Ahamkara* – den Ich-Macher oder das Ich-Bewusstsein.

~ Der Ringfinger symbolisiert die Illusion der Andersseins des Ich, die Entfremdung, die *Maya* oder Illusion.

~ Der kleine Finger symbolisiert das *Karma* und auch die Gesetzmäßigkeiten, die der Welt die Festigkeit geben.

Auf den Handtellern beider Hände nun befinden sich energetische Kraftzentren, die analog zu den sieben Hauptchakren entlang des mittleren Achse des Menschen, als Nebenchakren bezeichnet werden können.

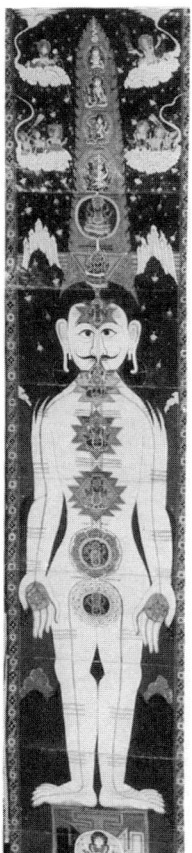

Besonders in der Technik des Reiki wird das Wissen um diese Chakren genutzt. Ki ist ein anderes Wort für Prana. Die Hände dienen dabei als Leitkanal für das Ki, das zur Energetisierung des feinstofflichen energetischen Zustandes eines Menschen gezielt eingesetzt werden kann. Ki kann jedoch ebenso – und diese Techniken machen sich Handmudras zunutze – zur eigenen Energetisierug genutzt werden.

Zum Zweck der Heilung kann Ki aber erst dann optimal fließen, wenn weder Gedanken noch emotionaler Aufruhr als Störfakoren wirken. Im Zustand höchster Konzentration und der Verbindung mit der kosmischen Energiequelle ist Ki im Fluss. Jeder Mensch, der sich diesem Strom öffnet, kann auf sich selbst und andere heilend wirken.

Handchakra-Mudra

Die folgende Übung schult die Fähigkeit, die Energiezentren der Hände wahrzunehmen, und aktiviert die Handchakren.

Die kosmische Reise mit Handchakren

Anleitung

~ Sitzen Sie aufrecht.

~ Halten Sie die Hände etwa eine Handbreit voneinander entfernt, die Handflächen befinden sich einander gegenüber.

~ Schließen Sie die Augen.

~ Spüren Sie die einzelnen Finger.

~ Spüren Sie die Handflächen.

~ Spüren Sie die Energie, die beide Hände abstrahlen.

~ Spüren Sie Energiefelder – die Aura –, die Hand und Finger umgeben.

~ Spüren Sie die Kontur der Hände. Nehmen Sie sie als feste Begrenzung wahr oder sind sie durchlässig?

~ Spüren Sie, wie sich die Energiefelder beider Hände auszudehnen scheinen.

~ Spüren Sie, wie die Energiefelder beider Hände miteinander Kontakt aufnehmen.

~ Spüren sie, wie die Energiefelder beider Hände verschmelzen.

~ Spüren Sie, wie diese Energie Wärme ausstrahlt.

~ Bewegen Sie die Hände etwas voneinander weg.

~ Spüren Sie, wie sich das Energiefeld verändert und sich dann erneut ausdehnt, wie die Energiefelder sich wieder berühren und miteinander verschmelzen.

~ Führen Sie die Handflächen jetzt Millimeter für Millimeter näher zueinander. Halten Sie nach jeder Bewegung inne und schauen Sie achtsam hin.

~ Spüren Sie, wie das Energiefeld sich von Schritt zu Schritt verändert.

~ Beobachten Sie: Nimmt es an Intensität und Dichte zu? Bleibt die Temperatur gleich?

~ Beobachten Sie hinter geschlossenen Augenlidern: Können Sie Farben und Farbveränderungen wahrnehmen? Können Sie Aussagen hinsichtlich der Konsistenz machen?

~ Lassen Sie bewusst die Energiefelder der beiden Hände verschmelzen. Schicken Sie die Energie der rechten Hand zur linken Hand und die der linken Hand zur rechten.
~ Spüren Sie, wie die Energien beider Seiten sich gegenseitig durchdringen.

~ Beobachten Sie: Was spüren Sie, wenn beide Hände sich berühren? Ist der energetische Austausch dann stärker oder schwächer? Entwickelt sich Wärme?

Sie können diese Übung weiterführen, indem Sie beispielsweise mithilfe Ihrer Hände mit einer Pflanze kommunizieren: Sensibilisieren Sie Ihre Hände, wie oben beschrieben. Spüren Sie Ihr Herz. Halten Sie dann Ihre geöffneten Handflächen an das Energiefeld der Pflanze, in einem kleinem Abstand zu ihr. Schicken Sie ihr Ihre Liebesenergie. Kommunizieren Sie mit Ihr: Senden Sie Energie aus – und empfangen Sie sie auch von ihr.

Die Mudra der Mitte

Das Ziel der folgenden Übung ist die Zentrierung auf die Mitte und die Harmonisierung der Chakren mithilfe der Handchakren. Dies ist eine gute Übung, wenn Ängste und Spannungen den Allgemeinzustand stören. Die Übung ist auch bei Minderwertigkeitsgefühlen und Erkrankungen, die im Zusammenhang mit einer Schwächung des Immunsystems stehen, sehr zu empfehlen.

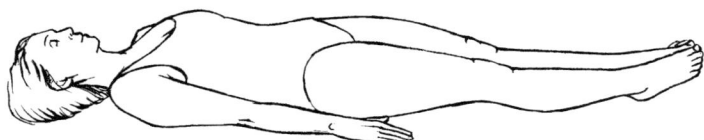

Geschlossene Liegehaltung mit visualisiertem Atempendel

Anleitung

~ Geschlossene Liegehaltung: Die Beine sind gestreckt; Füße, Fersen und große Zehen berühren einander.

~ Die Arme liegen eng am Rumpf, die Achselhöhlen sind geschlossen.

~ Die Handflächen liegen am Boden.

~ Drücken Sie mit den Händen leicht gegen den Boden in Richtung der Füße, um so die mittlere Achse zu strecken – den Scheitelpunkt des Kopfes nach oben (das Kinn darf sich nicht anheben, sondern zeigt in Richtung Brust) und die Füße nach unten.

~ Konzentrieren Sie sich auf die innere Mitte.

~ Nehmen Sie den Atem wahr. Atmen Sie tief und ruhig. Verlängern Sie die Ausatmung.

~ Visualisieren Sie, dass sich der Atem mit der Einatmung von den Zehenspitzen, entlang der Achse, bis zur Nasenspitze bewegt und von dort mit der Ausatmung zurück zu den Zehenspitzen.

~ Konzentrieren Sie sich auf eine imaginäre Linie, die in Höhe der großen Zehen einige Zentimeter oberhalb des Körpers entlang der Achse bis zur Nasenspitze verläuft.

~ Der Atem bewegt sich entlang dieser Linie wie ein Pendel hin und her.
Wiederholen Sie dies 9-mal.

~ Öffnen Sie dann die Haltung: Lassen Sie die Zehenspitzen nach außen fallen, öffnen Sie die Achselhöhlen leicht und drehen Sie die Handflächen nach oben.

~ Lassen Sie den Atem frei fließen und nehmen Sie Körper und Atem wahr. Wie empfinden Sie die Ausdehnung von Körper und Atem?

~ Führen Sie nun Fersen und große Zehen erneut zusammen.

~ Visualisieren Sie die Linie oberhalb des Körpers von den Zehenspitzen bis zur Nasenspitze.

~ Nehmen Sie die rechte Hand vom Boden.

~ Langsam und bewusst streichen Sie entlang dieser Linie mit der Handfläche nach unten vom Schambein bis zur Stirn. Die Hand berührt den Körper nicht.

~ Legen Sie die rechte Hand zurück auf den Boden.

~ Wiederholen Sie dies mit der linken Hand.

~ Legen sie die linke Hand zurück auf den Boden.

~ Sie streichen auf diese Weise Ihre Aura glatt und harmonisieren die Chakren.

~ Bleiben Sie mehrere Atemzüge lang in der geschlossenen Liegehaltung. Visualisieren Sie die Pendelbewegung des Atems: mit der Einatmung von den Zehenspitzen zur Nasenspitze, mit der Ausatmung wieder zurück. Atmen Sie lang und tief

~ Öffnen Sie am Schluss die Haltung und lassen Sie die Übung nachwirken. Nehmen Sie Körper und Atem wahr.

~ Der Grundtenor während des Übens sollte für Sie angenehm klingen. Anstrengung im Sinne von Feuereifer ist für erfolgreiches Üben zwar unerlässlich, aber sie sollte nicht verbissen sein. Diese wohltuende Anstrengung heißt *Tapas*. Außerdem sollten Sie sich immer wieder daran erinnern, liebevoll mit sich umzugehen.

Weitere Yoga-Mudras

Emotions-Mudra

Die unterschiedlichen Energieformen im Körper entsprechen immer auch einem psychischen Zustand und beide hängen unmittelbar voneinander ab.

Permanente Schmerzen wirken sich auch auf die Lebensfreude negativ aus. Umgekehrt kann psychischer Druck sich auch in körperlichen Symptomen ausdrücken.

Wut, Freude, Mitgefühl, Kummer, Angst

Eine gute Übung ist, hinzuspüren, wo im Körper sich Emotionen wie Wut ausdrücken. Sie kennen sicher den Satz: „Ich habe Wut im Bauch". Dorthin sollten Sie dann zunächst einmal einfach nur schauen und statt sofort in irgendeiner Weise zu reagieren die Wut langsam verrauchen lassen.

In hartnäckigen Fällen immer wiederkehrender Wut hilft die Konzentration auf das Gegenteil von Wut. Versuchen Sie, Mitgefühl für den Menschen zu entwickeln, der diese Wut in Ihnen auslöst. Oder sich zu sagen: Indem ich diese Wut löse, tue ich mir einen Gefallen und auch dieser Person. Denken Sie immer daran: Sie schaden sich nur selbst, wenn Sie solchen Emotionen nachgehen und Ihr Handeln danach ausrichten!

Beobachten Sie die unruhige Natur des Geistes und halten Sie Ausschau nach Gedanken wie: „Ich weiß nicht, warum ich jetzt hiermit Ärger habe", oder: „Das ist doch Zeitverschwendung!" Nehmen Sie sich ernst und sagen Sie sich stattdessen: „Womit ich mich gerade beschäftige, ist mir sehr wichtig." Dies wird Sie mehr und mehr ins Gleichgewicht bringen.

Der chinesische Philosoph Lao-tse nannte den Zustand der Spannungslosigkeit Gelassenheit, und bezeichnete sie als die höchste der Tugenden:

Glaubst du, du kannst das Universum in die Hand nehmen
und es vollkommen machen?
Ich glaube nicht, dass sich dies tun lässt.
Das Universum ist heilig.
Vollkommener machen kannst du es nicht.
Wenn du es verändern willst, wirst du es zugrunde richten.
Wenn du es festhalten willst, wird es dir entgleiten.
So sind die Dinge manchmal voraus, manchmal zurück;
Manchmal fällt das Atmen schwer, manchmal geschieht es mühelos;
Manchmal ist Kraft da und manchmal Schwäche:
Manchmal wird man nach oben getragen, manchmal nach unten gedrückt.
Daher meidet der Weise Übertreibung, Maßlosigkeit
und Selbstzufriedenheit.

Panchadharana-Mudra (Mudra der Konzentrationen)

Panchadharana heißt 5 Konzentrationen. Die klassische Panchadharana-Mudra bezieht sich auf die unteren 5 Chakren und wandert in der Abfolge der Konzentration von unten nach oben in der Form, wie Sie es hier zu den Mudras der einzelnen Chakren beschrieben finden. Ursprünglich wurde die Zeit der Konzentration auf jedes Chakra mit 2 ½ Stunden bemessen.

Im Folgenden wird eine abgewandelte Form beschrieben, die eigentlich die Mudra der 7 Konzentrationen heißen müsste. Diese Mudra verhilft dazu, Emotionen zu klären.

Die Konzentration auf die Chakren findet in aufsteigender Reihenfolge (von unten nach oben) statt: Muladhara – Svadhisthana – Manipura – Anahata – Vishuddha – Ajna. Sie konzentrieren sich im aufrechten Sitz, jeweils 5-10 Minuten in der oben beschriebenen Weise, nacheinander auf die Chakren.

Anleitung

~ Muladhara-Chakra: Konzentrieren Sie sich auf Ihre Lebensenergie.

~ Svadhisthana-Chakra: Konzentrieren Sie sich auf Ihr Gefühl.

~ Manipura-Chakra: Konzentrieren Sie sich auf Ihren Willen.

~ Machen Sie Ihren Willen dem kosmischen Willen zum Geschenk.

~ Anahata-Chakra: Visualisieren Sie, dass im Feuer der Liebesflamme alle negativen Emotionen wie Gier, Hass, Neid, Zorn, Eifersucht verbrannt und in Mitgefühl umgewandelt werden.

~ Vishuddha-Chakra: Visualisieren Sie, dass Sie der Flamme Ihres schöpferischen Ausdrucks alle negativen Äußerungen übergeben und all das schlechte Karma, das sich aus früheren Handlungen und aus schlechtem Reden ergeben hat. Sowie alles schlechte Karma, das sich in Zukunft für Sie hieraus ergeben wird.

~ Beenden Sie die Rezitation mit einer Rezitation des Mantras Om (Näheres zu Mantras finden Sie ab Seite 101). Konzentrieren Sie sich auf Ajna-Chakra, Ihr inneres Auge.

~ Lassen Sie ein weißes Licht dort entstehen, das sich von dort ausbreitet, und strahlen Sie dieses Licht nach außen aus.

Khechari-Mudra (Mudra des Fliegens)

Gherandha, Yogi und Verfasser der alten Yogaschrift *Gherandha Samhita*, weist Khechari-Mudra viele Wohltaten zu. So soll es, lange und oft praktiziert, zu Samadhi führen. Es verbessert den Geschmackssinn. Der Yogi wird jeden Geschmack viel intensiver wahrnehmen. Hunger und Durst werden gestillt. Die Lebensenergie wird im Körper bewahrt.

Anleitung

~ Sitzen Sie aufrecht, Hände auf den Knien in Ijnana-Mudra (s. Seite 97 f.).

~ Schließen Sie den Mund.

~ Bringen Sie die Zungenspitze so weit es geht nach hinten.

~ Stellen Sie die Unterseite der Zunge dort an den Gaumen, wo der harte in den weichen Gaumen übergeht.

~ Üben Sie Khechari-Mudra 5-10 Minuten. Auch als Ergänzung während einer Meditation ist diese Mudra sehr gut geeignet.

Shavasana (Mudra der Ruhe)

Shavasana ist eine hervorragende Übung zur Entspannung. Mit der im Folgenden detailliert beschriebenen Technik können Sie Ihre Wahrnehmungsfähigkeit schulen und die Sensibilität für die energetischen Vorgänge im Körper erhöhen.

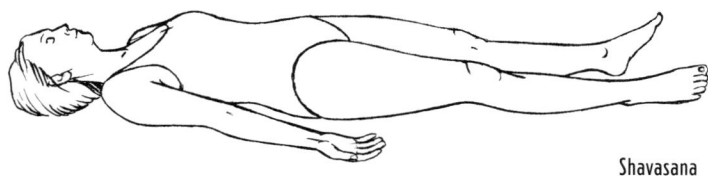

Shavasana

Wenn Sie gestresst aus dem Büro nach Hause kommen, suchen Sie Ihren Ruheort auf und legen Sie sich zunächst einmal lang auf den Rücken. Spielen Sie toter Mann oder tote Frau. Die Übersetzung von *Shavasana* ist: Totenstellung. Spielen Sie wie ein Kind – Kinder besitzen schließlich noch die Gabe, unvoreingenommen und spielerisch in Situationen hineinzugehen.

Normalerweise nehmen wir unsere einzelnen Körperteile nicht bewusst wahr oder erst dann, wenn etwas dort zu schmerzen beginnt.

Verringern Sie Ihr gewohntes Tempo, lassen Sie sich Zeit, ruhiges Handeln ist erlernbar, wenn man sich wieder auf die Qualität der Langsamkeit besinnt. Manches mag nicht auf Anhieb gelingen. Bei regelmäßiger Übung jedoch wird sich Ihre Fähigkeit, wahrzunehmen und nach innen zu sehen, erhöhen. Nehmen Sie sich zu Beginn die Zeit, die einzelnen Schritte der Übung genau nachzuvollziehen. Bei wiederholtem Üben haben sich die Schritte dann bereits eingeprägt.

Die ganze Übung kann 10 Minuten in Anspruch nehmen oder auch eine halbe Stunde, das ist abhängig vom Grad Ihrer Konzentration und Ihren zeitlichen Möglichkeiten. Besser ist es grundsätzlich, jeden Tag 10 Minuten zu üben als einmal die Woche eine ganze Stunde.

Vorweg ein Überblick über die Übungsabfolge zum besseren Einprägen:

Wandern Sie mit Ihrer Aufmerksamkeit immer von der Peripherie nach innen: linkes Bein von unten nach oben – rechtes Bein von unten nach oben – linker Arm von unten nach oben – rechter Arm von unten nach oben – unterer Rücken – oberer Rücken – Nacken – Kopf – Atemraum – Atem

Anleitung

~ Entspannen Sie Ihren Körper vollkommen. Stellen Sie sich vor, in einer Hängematte zu liegen, und das ganze Gewicht Ihres Körpers sinkt in diese Hängematte hinein.

~ Winkeln Sie in dieser Position die Arme leicht vom Rumpf ab, sodass die Achselhöhlen geöffnet sind und die Handflächen nach oben zeigen.

~ Spreizen Sie die Beine leicht und lassen Sie die Zehenspitzen nach außen fallen.

~ Achten Sie darauf, Nacken und Lendenwirbelbereich flach an den Boden zu bringen.

Befreien Sie sich von der Vorstellung, der Körper zu sein, indem Sie sich als Beobachter des Körpers begreifen. So werden Sie frei von Anhaftung und gewohnten Gedankenmustern, die wahre Betrachtung verhindern können

~ Erwandern Sie mental Ihren Körper von der Peripherie ausgehend nach innen: beginnen Sie mit dem linken Fuß.
~ Machen Sie sich jeden einzelnen Zeh bewusst.
~ Stellen Sie sich Ihren linken kleinen Zeh vor, jedoch ohne diesen zu bewegen. Sie werden feststellen, dass der Zeh nach einer Weile der Konzentration zu leben beginnt: Sie können ihn auf einmal bewusst wahrnehmen! Ein leichtes Gefühl des Kribbelns mag sich jetzt einstellen. Oder die Empfindung, der Zeh dehne sich aus und werde größer.
~ Beobachten Sie dies. Hierbei setzen Sie Ihren Tastsinn ein – fühlen Sie den Ort, an dem Ihre Aufmerksamkeit sich gerade aufhält.
~ Schauen Sie mit geschlossenen Augen dorthin und versuchen Sie auf diese Weise, den inneren Blick zu aktivieren.
~ Ist Ihnen der linke kleine Zeh bewusst geworden, wandern Sie mit Ihrer Aufmerksamkeit zum benachbarten Zeh. Lassen Sie sich auch hier wieder Zeit.

Was Ihnen bewusst wird, erfüllen Sie im gleichen Moment mit Bewusstsein und die Lebenskraft belebt im verstärktem Maß das Organ, welchem Sie Ihre gebündelte Aufmerksamkeit widmen.

~ Wandern Sie gleichermaßen weiter von Zeh zu Zeh, bis Sie beim großen Zeh angekommen sind.

~ Konzentrieren Sie sich dann auf Ihren ganzen linken Fuß.

~ Wandern Sie von dort zum Fußgelenk, zur Wade, zum Knie, zum Oberschenkel, zur linken Hüfte und zur linken Gesäßhälfte.

~ Machen Sie sich noch einmal das gesamte linke Bein bewusst und lassen Sie es vollständig in den Boden hineinsinken.

~ Vergessen Sie dann das linke Bein und schicken Sie Ihre Aufmerksamkeit zum rechten kleinen Zeh und, sobald Sie dort angekommen sind, von Zeh zu Zeh weiter bis zum großen Zeh.

~ Weiter geht´s: gesamter rechter Fuß, Fußgelenk, Wade, Knie, Oberschenkel, rechte Gesäßhälfte, Hüfte.

~ Beleben Sie das ganze rechte Bein durch die Kraft Ihrer Konzentration und Ihres Bewusstseins.

~ Lassen Sie das Bein in den Boden hineinsinken.

~ Der gleiche Vorgang wird nun mit Händen und Armen wiederholt.

~ In der Reihenfolge: kleiner Finger der linken Hand, Ringfinger, Mittelfinger, Zeigefinger, Daumen, Handteller, ganze Hand, linkes Handgelenk, Unterarm, Ellbogen, Oberarm, linke Schulter.

~ Lassen Sie den linken Arm in den Boden hineinsinken.

~ Ihre Aufmerksamkeit wandert zur rechten Hand: kleiner Finger, Ringfinger, Mittelfinger, Zeigefinger, Daumen, Handteller, ganze Hand, rechtes Handgelenk, Unterarm, Ellbogen, Oberarm, rechte Schulter, ganzer Arm.

~ Nehmen Sie noch einmal beide Beine und beide Arme wahr und lassen Sie sie in den Boden hineinsinken.

~ Vergessen Sie nun Arme und Beine.

~ Nehmen Sie die gesamte Auflagefläche Ihres Körpers am Boden wahr.

~ Wandern Sie zum unteren Rücken.

~ Zum Lendenwirbelbereich, zum oberen Bereich des Rückens und zum Nacken, der ebenso wie der Bereich der Lendenwirbel einen guten Kontakt zum Boden haben sollte.

~ Nehmen Sie dann das Gewicht des Kopfes auf dem Boden wahr.

~ Nehmen Sie jetzt noch einmal die gesamte Auflagefläche des Rumpfes am Boden wahr. Welcher Bereich scheint sich während des Atmens zu bewegen?

~ Schauen Sie nun in den Atemraum hinein. Zunächst in den Bauchraum, von dort in den Brustraum, dann in den gesamten Atemraum.

~ Nehmen Sie das Heben und Senken während des Ein- und Ausatmens wahr und verweilen Sie hier mit Ihrer ganzen Achtsamkeit.

~ Nehmen Sie nun den Kopf wahr: Sind Sie im Bereich der Schläfen entspannt? Liegen die Augen entspannt in den Augenhöhlen? Ist der Unterkiefer entspannt? Achten Sie darauf, dass nur die Lippen den Mund leicht geschlossen halten und Sie nicht die Zähne zusammenpressen, als wollten Sie kauen oder beißen.

~ Nehmen Sie Ihren Atem wahr. Wie fließt er? Fließt er frei? Wie dehnt er sich aus?

~ Wie empfinden Sie die Ausdehnung des Körpers? Sind klare Körpergrenzen oder Körperkonturen wahrzunehmen oder zerfließen diese? Gibt es eine starke Abgrenzung zum Raum oder scheint der Körper sich im Raum aufzulösen?

~ Bleiben Sie um so wacher und achtsamer, je entspannter Ihr Körper ist.

~ Bereiten Sie sich am Ende der Übung mental darauf vor, dass Sie sich nun aufsetzen werden. Sie können sich auch sanft strecken und dehnen, bevor Sie sich aufsetzen.

Lassen Sie Kommentare durch Ihre Gedanken sein! Wenn Sie etwas wahrnehmen, schauen Sie es lediglich an, verweilen Sie dort und gehen Sie dann weiter. In dem Moment, wo Sie beginnen zu kommentieren: „Ach, das habe ich da schon einmal gelesen!" oder: „An der und der Stelle könnte sich das und das Chakra befinden …", haben Sie durch Ihren Kommentar oder durch das Miteinbeziehen einer Vorstellung, wie etwas sein könnte oder müsste, sich selbst ein Bein gestellt. Reine Wahrnehmung kann nur dort sein, wo keine Gedanken sind. Werden Sie selbst zur Entdeckerin oder zum Entdecker und lassen Sie sich nicht durch ein Gedanken-Diktat dazu verführen, sich vom Selbstentdecken ablenken zu lassen. Betrachten Sie so, als gelte es, ein noch unerforschtes Gebiet zu bereisen und dort zu sehen, was noch niemand vorher gesehen hat. Zu Ihrem Erfahrungsschatz trägt nur das bei, was Sie selbst erfahren!

Brahma-Mudra (Mudra des vierköpfigen Brahmas)

Brahma ist einer der Götter im indischen Götterpantheon. Er ist für die Schöpfung zuständig. Brahma besaß ursprünglich fünf Köpfe. Nach einem Streit mit Shiva schlug dieser ihm einen der Köpfe ab, was Shiva lange Zeit schlecht bekam, bis er sich schließlich im Wasser des Ganges von seiner Tat reinwaschen konnte. Die Brahma-Mudra bezieht sich auf die vier Köpfe Brahmas.

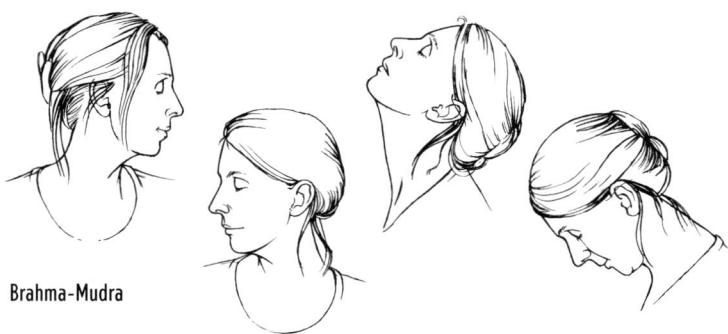

Brahma-Mudra

Anleitung

~ Sitzen Sie aufrecht, wenn möglich im yogischen Sitz mit gekreuzten Beinen.

~ Die Hände liegen auf den Knien im Ijnana-Mudra mit den Handflächen nach oben, Daumen und Zeigefinger bilden einen Kreis, die anderen drei Finger sind gestreckt.

~ Schließen Sie die Augen.

~ Nehmen Sie ganz bewusst Körper und Atem wahr.

~ Konzentrieren Sie sich auf die linke Körperhälfte. Nehmen Sie nur die linke Körperhälfte wahr.

~ Nehmen Sie nur mit dem linken Nasenloch Geruch wahr.

~ Nehmen Sie nur mit dem linken Bereich des Mundes Geschmack wahr.

~ Nehmen Sie die Flüssigkeit in der linken Mundhälfte wahr.

~ Nehmen Sie mit Ihrer linken Körperhälfte die Berührung der Haut mit Kleidung und Luft wahr.

~ Nehmen Sie die Temperatur des Atemstroms in der linken Nasenhälfte wahr, auch den Unterschied der Temperatur während der Einatmung und während der Ausatmung.

~ Wandern Sie mit den Augen hinter geschlossenen Augenlidern den Horizont entlang nach links, als wollten Sie weit nach links hinten schauen.

~ Folgen Sie dem Blick mit dem Kopf und drehen Sie ihn langsam nach links bis zur Grenze. Kontrollieren Sie jetzt, ob der Nacken nicht verspannt ist. Achten Sie darauf, nur den Kopf zu drehen, die Schultern bleiben gerade.

~ Schauen Sie weiterhin weit nach links hinten und hören Sie nun auch mit dem linken Ohr. Hören und sehen Sie gleichzeitig nach links.

~ Wandern Sie dann mit dem Gehör und dem Blick zurück zur Mitte und lassen Sie dann langsam den Kopf folgen.

~ Richten Sie sich erneut auf, korrigieren Sie gegebenenfalls Ihre Sitzhaltung.

~ Spüren Sie nach: Wie nehmen Sie jetzt Ihre linke Körperhälfte wahr, wie Ihre rechte Körperhälfte?

~ Konzentrieren Sie sich nun auf die rechte Körperhälfte, nehmen Sie nur die rechte Seite wahr.

~ Riechen Sie rechts.

~ Schmecken Sie rechts.

~ Fühlen und tasten Sie rechts.

~ Lassen Sie die Augen hinter verschlossenen Augenlidern langsam nach rechts wandern, bis Sie weit nach hinten rechts schauen.

~ Drehen Sie den Kopf nach rechts.

~ Sehen und hören Sie rechts.

~ Langsam – in Miniaturbewegungen – zurück zur Mitte: zunächst mit Gehör und Augen, dann mit dem Kopf.

~ Erneutes Aufrichten in der Mitte. Spüren Sie nach: Wie empfinden Sie jetzt die linke Körperhälfte, wie die rechte Körperhälfte? Sind die beiden Hälften gleich oder können Sie Unterschiede wahrnehmen? Schauen Sie nach innen: Nehmen Sie Farben wahr? Wie ist die Farbe der linken Hälfte, wie die der rechten?

~ Richten Sie jetzt den Blick hinter verschlossenen Augenlidern zur Augenbrauenmitte. Drehen Sie die Augäpfel in diese Richtung. Verweilen Sie dort.

~ Schauen Sie weiter nach oben, als wollten Sie den unendlichen Raum zwischen zwei Sternen ergründen.

~ Folgen Sie dem Blick mit dem Kopf und heben Sie das Kinn, sodass sie an der Vorderseite vom Bauch bis zum Kinn eine Dehnung wahrnehmen können. Den Kopf hierbei nicht abrupt nach hinten abknicken, sondern sanft im Nacken ablegen.

~ Schauen Sie weiter in den Raum hinein.

~ Bringen dann Sie den Blick wieder zurück zur Mitte, der Kopf folgt.

~ In der Mitte: Erneutes Aufrichten. Überprüfen Sie Ihre Haltung.

~ Schauen Sie zur Nasenspitze. Drehen Sie die Augäpfel in diese Richtung. Verweilen Sie in der Konzentration auf die Nasenspitze.

~ Richten Sie den Blick in den Bauchraum hinein, zu einer Stelle, die sich etwa zwei Fingerbreit unterhalb des Nabels im Bauchinneren befindet. Schauen Sie dorthin wie in einen unbekannten Raum, den es zu entdecken gilt.

~ Neigen Sie den Kopf und senken Sie das Kinn in die Halsgrube hinein. Die Schultern bleiben oben. Verweilen Sie in dieser Position.

~ Bringen Sie den Blick dann wieder zurück zur Mitte. Der Kopf folgt.

~ Erneutes Aufrichten.

~ Verweilen Sie in der Ruhe der Betrachtung von Körper und Atem.

Nehmen Sie sich Zeit für die Übung. Sie sollte mindestens eine Viertelstunde in Anspruch nehmen, besser noch eine halbe Stunde. Falls Sie im Sitzen nicht so geübt sind, könnten dabei die Beine einschlafen. Dann unterbrechen Sie kurz und strecken Sie nacheinander erst das eine, dann das andere Bein aus. Bleiben Sie jedoch mit aller Achtsamkeit bei der Übung und gestatten Sie es Ihren Gedanken nicht, umherzuwandern!

Simha-Mudra (Mudra des Löwen)

Simha ist der Löwe und diese Mudra soll Löwenmut verleihen. Sie wirkt vorbeugend gegen Erkrankungen der Atmemwegsorgane und gegen Erkältungskrankheiten. Simha-Mudra verleiht außerdem eine kräftige und wohlklingende Stimme.

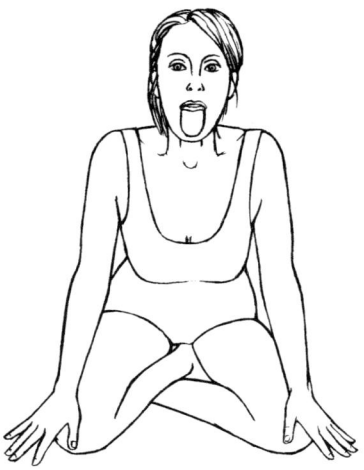

Simha-Mudra

Die folgende Fußhaltung ist zu Beginn der Übung vielleicht etwas schmerzhaft. Der Schmerz lässt nach wiederholtem Üben nach und Sie können den positiven Effekt einer Flexibilisierung der Füße und Fußgelenke bemerken. Alternativ, zum Beispiel bei Problemen mit den Fußgelenken, können Sie auch den Fersensitz einnehmen. Dabei sitzen Sie auf den Fersen, die Knie sind parallel, die großen Zehen berühren sich.

Anleitung

~ Knien Sie sich hin und legen Sie das Fußgelenk des linken Fußes über das Fußgelenk des rechten Fußes.

~ Setzen Sie sich so, dass die Ferse des rechten Fußes sich unter dem Damm befindet.

~ Legen Sie die Hände mit den Handflächen nach unten auf die Knie, sodass die Handballen die Knie berühren.

~ Mit den Händen stützen Sie sich nun auf die Knie, schieben Sie den Brustkorb nach vorn und die Schulterblätter nach hinten.

~ Gleichzeitig schieben Sie das Kinn nach vorn, ohne es abzuheben.

~ Mit einer kräftigen, geräuschvollen Ausatmung strecken Sie jetzt weit die Zunge heraus. Produzieren Sie als Geräusch während der Ausatmung ein kräftiges „Aaaah".

~ Gleichzeitig werden Ihre Hände zu Löwentatzen: die Finger sind weit gespreizt und gestreckt wie bei einer Katze, die die Krallen ausfährt. Die Handballen bleiben dabei auf den Knien liegen.

~ Kommen Sie zurück in die Ausgangsposition.

~ Wiederholen Sie die Übung 6-, 9- oder 12-mal.

Stellen Sie sich während der Übung vor, dem Mut eines Löwen Ausdruck zu verleihen, und Sie werden auch im Alltag mehr und mehr Mut entwickeln.

Viparita-Karani-Mudra (Mudra der Umkehrhaltung)

Viparita bedeutet nach innen gekehrt, umgekehrt, Karani bedeutet Form. Viparita ist eine so genannte Umkehrhaltung. Durch die Umkehrung des Körpers – die Beine befinden sich dabei oben, der Kopf unten – findet auch eine Umkehrung der natürlichen Strömungen statt.

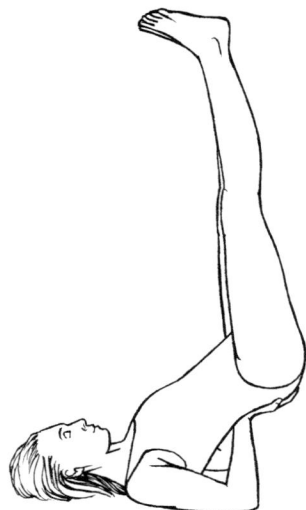

Viparita-Karani-Mudra

In der Umkehrhaltung werden Prana und Apana umgelenkt. Apana, das sich sonst nach unten bewegt, steigt nach oben. Prana, das sich sonst nach oben bewegt, richtet sich nun nach unten. Die Flamme in der Nabelregion, die mit dem Feuergott Agni in Verbindung steht, zeigt nach oben. Das Verdauungsfeuer wird auf diese Weise angeregt.

Andere Worte sprechen andere Texte der alten indischen Tradition. Sie drücken aus, dass sich an der Wurzel des Gaumens eine Mondschale mit Nektar befindet. Dieser Nektar heißt *Amrita*. Amrita tropft nun ständig aus der Mondschale in das Feuer von *Surya* – der Sonne. Dieses Feuer befindet sich unterhalb des Nabels etwa an der Nabelwurzel. Amrita wird dort verbrannt. Kehrt man die Verhältnisse einfach um, das heißt, befindet sich jetzt das Feuer der Sonne über der Mondschale, so kann Amrita nicht mehr hinuntertropfen. Dies bedeutet, dass die Lebenszeit des Menschen verlängert wird. Es wird keine Energie mehr verbrannt, sie wird stattdessen bewahrt und umgelenkt.

Anleitung

~ Sie befinden sich in der Rückenlage.

~ Die gestreckten Beine, nacheinander oder geschlossen, langsam im 90-Grad-Winkel gegen die Decke heben. Achten Sie darauf, dass sich Ihre Lendenwirbelsäule nicht vom Boden abhebt – dabei immer den Bauchbereich oberhalb des Schambeins fest nach innen ziehen!

~ Die Arme liegen nah am Rumpf, mit den Handflächen nach unten.

~ Nun heben Sie das Gesäß auch noch an – aber Vorsicht! nicht mit Schwung. Versuchen Sie, das Gesäß langsam vom Boden abzuheben und neigen Sie die gestreckten Beine dabei in Kopfrichtung in die Waagerechte.

~ Versuchen Sie, diese Position ruhig zu halten, wenn Sie jetzt die beiden Hände hinter dem Rücken falten, um die Ellbogen möglichst eng zueinander zu führen.

~ Lösen Sie die Hände vom Boden und legen Sie die Handteller in die Nierengruben mit den Fingern nach oben. Die Ellbogen bleiben in ihrer Position.

~ Heben Sie jetzt die gestreckten Beine wieder und legen Sie das gesamte Gewicht von Gesäß und Beinen auf Hände, Unterarme und Ellbogen.

~ Überprüfen Sie, ob wirklich das Gewicht auf den Unterarmen ruht! Die Beine befinden sich nun etwa im 75- bis 90-Grad-Winkel zum Kopf. Es kann in dieser Position ein leichter Druckschmerz an den Ellbogen entstehen.

~ In dieser Haltung atmen Sie langsam und ruhig, verlängern Sie möglichst die Ausatmung im Verhältnis zur Einatmung.

~ Halten Sie die Position 3, 6 oder 12 Atemzüge lang, je nachdem, wie fortgeschritten Sie sind. Indikator hierfür ist der Atem: Wird er unruhig oder gerät er aus dem Takt, verlassen Sie behutsam die Haltung.

~ Bringen Sie den Rücken Wirbel für Wirbel zurück an den Boden.

~ Legen Sie die Beine zurück an den Boden. Nacheinander, geschlossen oder gebeugt, je nach Zustand Ihrer Lendenwirbelsäule und Muskulatur.

~ Öffnen Sie die Haltung im Liegen: die Beine etwas auseinander, die Arme leicht entfernt vom Rumpf, die Handflächen nach oben gedreht, die Achselhöhlen geöffnet.

~ Entspannen Sie den ganzen Körper und lassen Sie die Übung nachwirken.

~ Nehmen Sie Ihren Körper wahr. Nehmen Sie Ihren Atem wahr. Gestatten Sie es Ihren Gedanken nicht, umherzuschweifen.

~ Wie empfinden Sie jetzt Ihre Körpergrenzen? Wie ist die Auflagefläche des Körpers am Boden?

~ Was empfinden Sie im Kopf? Ist es dort laut oder still, hell oder dunkel, klar oder getrübt?

Umkehrhaltungen regen den Blutkreislauf an und tragen zur Verbesserung der Funktion der Bauchorgane bei, der Rückfluss venösen Blutes zum Herzen wird beschleunigt, das Blut wird gereinigt. Die Wirbelsäule wird beweglicher, die Muskulatur wird auf milde Weise trainiert; die Drüsenfunktion wird angeregt. Die Gemütsbewegungen harmonisieren sich.

Gehen Sie behutsam in die Übung hinein, wenn im Bereich der Nackenwirbel Probleme bestehen. Hier können Sie alternativ nur die Beine zur Decke heben und im 90-Grad-Winkel gestreckt halten – verweilen Sie dann dort, ziehen Sie den Nabel fest nach innen gegen die Wirbelsäule und atmen Sie langsam und ruhig 3-, 6- oder 12-mal ruhig ein und aus.

Vorsicht ist auch angesagt bei stark erhöhtem Blutdruck. Gehen Sie achtsam mit sich um und hören Sie auf die Signale Ihres Körpers!

Weitere Umkehrhaltungen sind Kopfstand und Kerze, die jedoch hier nicht beschrieben werden.

Ashvini-Mudra (Mudra der Stute)

Diese Mudra wirkt gezielt auf das Muladhara-Chakra. Die Kundalini soll mithilfe von Ashvini-Mudra erweckt und zum Aufstieg durch Sushumna-Nadi bewegt werden (s. Seite 48 ff.).

Ashvini heißt Stute und das bezieht sich wohl darauf, dass Pferde nach dem Fallenlassen eine Pferdeapfels den Schließmuskel wiederholt zusammenziehen. Auch in der Ashvini-Mudra wird der Anus wiederholt abwechselnd kurz kontrahiert und entspannt.

Die Schließmuskeln des Beckenbodens werden im Wechsel angespannt und gelöst. Bei Männern handelt es sich lediglich um die Analmuskulatur, bei Frauen um den Schließmuskel der Harnröhre, die Scheidenmuskulatur und den inneren und äußeren Afterringmuskel.

Anleitung

~ Sitzen Sie aufrecht im Fersensitz.
~ Atmen Sie ein.
~ Ashvini-Mudra ausatmend praktizieren, indem Sie die oben genannten Muskeln anspannen.
~ Währen des Einatmens die Kontraktion lösen.
~ Wiederholen Sie dies 6- oder 9-mal.

Physiologisch werden dabei die Schließmuskeln gekräftigt. Dies führt zu einer bewussten Kontrolle und beugt dem Entstehen von Hämorrhoiden vor oder lindert die Beschwerden bei schon vorhandenen Hämorrhoiden. Die Durchblutung der Analregion wird verbessert. Ashvini-Mudra beugt auch der Inkontinenz vor sowie einer Absenkung der Organe des Beckens. Dies ist wertvoll für Frauen während der Schwangerschaft und nach der Entbindung.

Maha-Mudra (Große Mudra)

Maha bedeutet groß. In der *Shiva Samhita*, einer alten Yogaschrift, steht geschrieben, dass Maha-Mudra alle Sünden zerstöre.

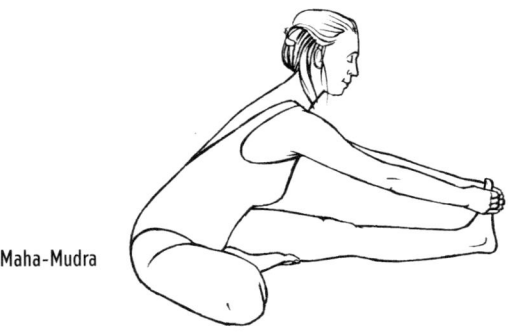

Maha-Mudra

Anleitung

~ Sitzen Sie aufrecht mit gestreckten Beinen auf dem Boden.
~ Winkeln Sie das rechte Bein an und pressen Sie die rechte Ferse leicht gegen den Damm.
~ Beugen Sie sich vor und halten Sie mit Daumen und Zeigefinger beider Hände den großen Zeh des linken Fußes. Das linke Bein ist gestreckt.
~ Der Rücken ist gerade – machen Sie keinen Rundrücken. Ist Ihnen dies noch nicht möglich, fassen Sie alternativ mit den Händen das Fußgelenk oder die Waden, ziehen Sie leicht an den Händen, sodass Ihre Schulterblätter sich nach hinten bewegen und der Rücken gerade wird.
~ Atmen Sie ein.
~ Setzen Sie die Bandhas während der Atempause mit voller Lunge: Kinn in die Halsgrube, Brustraum weit öffnen und Bauchdecke nach innen, Unterleibsöffnungen schließen.
~ Lösen Sie die Bandhas und atmen Sie ruhig und langsam wieder aus. Verlängern Sie die Ausatmung.

~ Setzen Sie die Bandhas erneut während der kurzen Atempause mit leerer Lunge.

~ Lösen Sie die Bandhas und atmen Sie mit einem feinem Atemstrom wieder ein.

~ Wiederholen Sie dies 3-mal.

~ Kommen Sie zurück in den aufrechten Sitz, indem Sie mit einer Einatmung die Arme heben und sie mit einer Ausatmung sinken lassen.

~ Winkeln Sie das linke Bein an und pressen Sie die linke Ferse leicht gegen den Damm, das rechte Bein ist gestreckt.

~ Praktizieren Sie die Übung nun auf der anderen Seite.

~ Lassen Sie Maha-Mudra anschließend im aufrechten Sitz, die Hände in Ijnana-Mudra, nachwirken.

Beachten Sie: Die Maha-Mudra sollte am Anfang unter der Anleitung eines fachkundigen Lehrers geübt werden.

Maha-Mudra steigert auf physiologischer Ebene die Durchblutung und verbessert die Funktion der Bauchorgane. Die Übung ist hilfreich bei einer Senkung der Gebärmutter und wirkt auf Nieren und Nebennieren.

Shanmukhi-Mudra (Mudra der inneren Klänge)

Shanmukhi-Mudra verhilft zur Konzentration und dazu, die Sinne einzuziehen.

Shanmukhi-Mudra

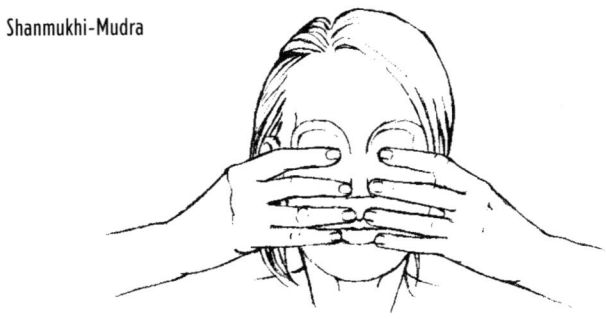

Anleitung

~ Sitzen Sie aufrecht, möglichst im Yogasitz mit gekreuzten Beinen.

~ Atmen Sie tief und vollständig ein.

~ Die Ellbogen befinden sich etwa auf Schulterhöhe

~ Verschließen Sie nun mit den Daumen die Ohren.

~ Verschließen Sie mit den Zeigefingern leicht die Augen, indem Sie sie auf die geschlossenen Augen legen.

~ Verschließen Sie mit den Mittelfingern leicht die Nase, indem Sie die Fingerspitzen an die Nasenflügel halten, sodass Sie fein, regelmäßig im richtigen Rhythmus mit verlängerter Ausatmung atmen können

~ Verschließen Sie mit den Ringfingern den Mund über der Oberlippe

~ Verschließen Sie mit den kleinen Fingern den Mund auf der Unterlippe

~ Setzen Sie die Bandhas während des Atemanhaltens: Kinn in die Halsgrube senken, Brustraum weit geöffnet halten und Bauchdecke nach innen ziehen, die Unterleibsöffnungen schließen.

~ Hören Sie in sich hinein. Lauschen Sie den inneren Klängen.

~ Lösen Sie die Bandhas und gleichzeitig den Druck der Finger und atmen Sie langsam und ruhig, mit einem feinen Atemstrom, aus.
~ Wiederholen Sie die Übung mehrmals

Beachten Sie: Üben Sie anfangs möglichst nicht ohne die Begleitung eines Lehrers, da der Rhythmus des Atmens sowie die genaue Atemtechnik sehr wichtig sind. Sie könnten sich schaden, wenn Sie unvorsichtig praktizieren und den Atem zu lange anhalten.

Yoga-Mudra (Mudra des Siegels)

Yoga-Mudra wird zumeist nach der Yogapraxis ausgeführt. Die Bedeutung der Mudra als ein Siegel findet hier einen Ausdruck. Mudra kann eine Handlung oder ein Wort besiegeln, um diesen Kraft und Wirksamkeit auf spiritueller Ebene zu verleihen.

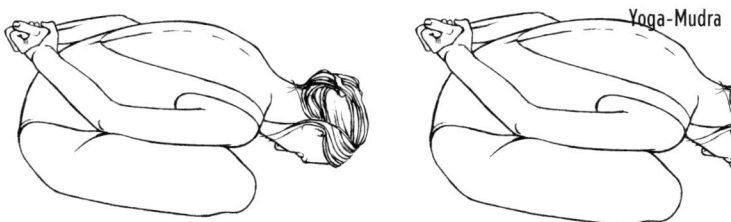

Yoga-Mudra

Anleitung

~ Sitzen Sie im Sitz mit gekreuzten Beinen. Entweder im Lotos, in *Siddhasana* – hierbei liegt der rechte Fuß auf der Wade des linken Beines, der linke Fuß ist am rechten Oberschenkel platziert – oder im Schneidersitz.

~ Beugen Sie sich nach vorn, so als wollten Sie mit der Brust
   möglichst nah an den Boden kommen. Kommen Sie mit
   der Stirn an den Boden.

~ Führen Sie Ihre Hände hinter den Rücken. Die rechte Hand
   greift von unten die Oberseite des linken Handgelenks.

~ Atmen Sie ruhig und tief ein und aus, 3, 6 oder 9 Atemzüge
   lang

~ Kommen Sie langsam zurück.

Yoga-Mudra verbessert die Funktion der Unterleibsorgane, erhöht
die Geschmeidigkeit der Wirbelsäule und wirkt Verstopfung entgegen.

Tadagi-Mudra (Mudra des Teiches)

Tadagi-Mudra ist die Mudra des Teiches. Sie verbessert Durchblutung und Funktion der Bauchorgane.

Tadagi-Mudra

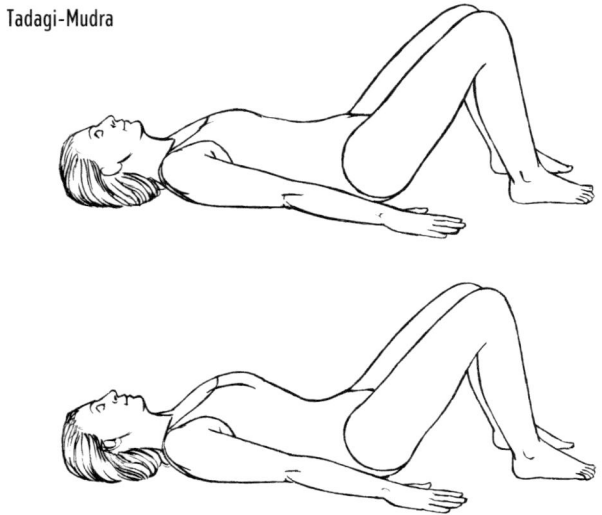

Anleitung

~ Liegen Sie mit aufgestellten Füßen und gebeugten Knien auf dem Rücken. Die Arme befinden sich nah am Rumpf mit den Handflächen nach unten. Üben Sie einen leichten Druck mit den Händen nach vorne unten gegen den Boden aus.

~ Atmen Sie kräftig aus.

~ Halten Sie den Atem an.

~ Simulierte Einatmung: Tun Sie so, als würden Sie einatmen und erweitern Sie den Brustkorb. Automatisch senkt sich dann die Bauchdecke nach unten.

~ Atmen Sie langsam und mit feinem Atemstrom wieder ein.

~ Wiederholen Sie die Übung 3- oder 6-mal.

Tadagi-Mudra sollte bei Herz- und Kreislaufproblemen nicht oder nur sehr vorsichtig ausgeführt werden.

Nadi-Shuddhi und Vishnu-Mudra (Übung der Reinigung)

Nadi-Shuddhi heißt übersetzt: Reinigung der Nadis. Mit dieser Übung werden die feinstofflichen Energiekanäle gereinigt. Wird sie regelmäßig über einen längeren Zeitraum praktiziert, verleiht sie eine verfeinerte Wahrnehmungsfähigkeit und einen klaren, hellen Blick.

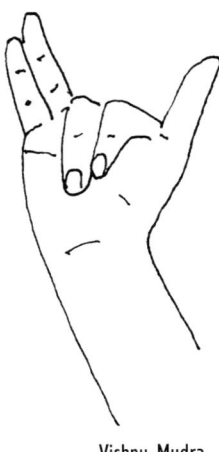

Vishnu-Mudra

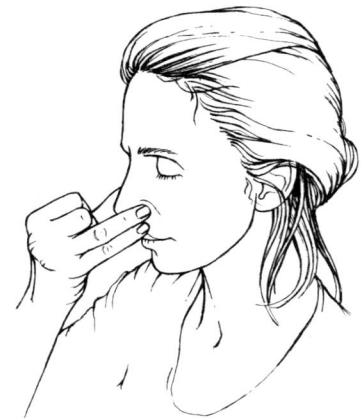

Nadi-Shuddhi mit Vishnu-Mudra

Anleitung

~ Sitzen Sie aufrecht.

~ Die linke Hand ist auf dem linken Knie platziert.

~ Die rechte Hand bildet Vishnu-Mudra: Daumen, kleiner Finger und Ringfinger sind gestreckt, die beiden anderen Finger sind gebeugt.

~ Heben Sie die Hand und setzen Sie den Daumen an die rechte Nasenwurzel und den Ringfinger an die linke Nasenwurzel.

~ Verschließen Sie mit dem Daumen das rechte Nasenloch, indem Sie einen leichten Druck auf den Nasenflügel ausüben.

~ Atmen Sie links ein.

~ Drehen Sie die Hand: Der Daumen hebt sich vom Nasenflügel und geht zurück an die rechte Nasenwurzel, der Ringfinger verschließt das linke Nasenloch durch leichten Druck auf den Nasenflügel.

~ Atmen Sie rechts aus.

~ Atmen Sie rechts ein.

~ Drehen Sie die Hand zurück: Der Ringfinger befindet sich rechts oben, der Daumen verschließt links unten.
~ Atmen Sie links aus.

~ Beginnen Sie von vorn: Links einatmen, rechts ausatmen, rechts einatmen, links ausatmen und wiederholen Sie dies 6 Runden. Beenden Sie die Übung mit einer Ausatmung links.

~ Legen Sie die rechte Hand auf dem rechten Knie ab.
~ Bilden Sie mit beiden Händen Ijnana-Mudra: Die Handflächen beider Hände sind nach oben gerichtet, Daumen und Zeigefinger bilden einen Kreis, die anderen Finger sind gestreckt.
~ Lassen Sie die Übung nachwirken.
~ Beobachten Sie den Atem, ohne ihn zu beeinflussen.
~ Nehmen Sie die Stimmung wahr.

Bhuchari-Mudra (Mudra des konzentrierten Blicks)

Bhuchari-Mudra ist eine gute Vorbereitung für die Meditation, weil dadurch die Konzentrationsfähigkeit verbessert wird.

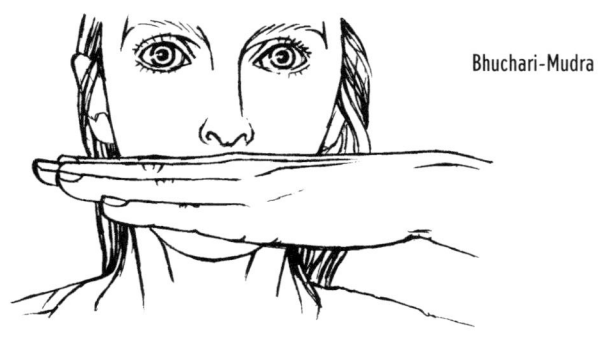

Bhuchari-Mudra

Anleitung

~ Sitzen Sie aufrecht.

~ Legen Sie die linke Hand auf dem linken Knie ab.

~ Heben Sie die rechte Hand und halten Sie sie oberhalb des Mundes waagrecht vor das Gesicht. Die Handfläche zeigt nach unten, die Finger sind gestreckt, der Daumen befindet sich mit einem kleinen Abstand zum Gesicht zwischen Oberlippe und Nase.

~ Fixieren Sie intensiv den kleinen Finger mit beiden Augen.

~ Legen Sie dann die rechte Hand auf das rechte Knie, beide Hände nun in Ijnana-Mudra: Die Handflächen beider Hände sind nach oben gerichtet, Daumen und Zeigefinger bilden einen Kreis, die anderen Finger sind gestreckt.

~ Schauen Sie ins Leere: Fixieren Sie mit den Augen weiterhin den Punkt, an dem sich vorher der kleine Finger befand.

~ Bleiben Sie konzentriert und gestatten Sie keine Gedanken. Sollten Gedanken entstehen, so lassen Sie sie vorbeiziehen und konzentrieren Sie sich erneut.

Mudras und Mantras zur Meditation und inneren Sammlung

Ijnana-Mudra (Mudra des Wissens) und die drei Gunas

Leuchtet Verstehen hinein durch die Sinne, die Tore des Leibes, dann wisse das Sattva zugegen. In Gier, in Tatandrang, flammendem Wagnis, in Unruh und allen Begierden erkenne Rajas als Herrscher.

Ist der Sinn dunkel, verwirrt und träge, in Wahn befangen, wisse, dass Tamas dann überwiegt.

Wer lebt in Sattva, steigt auf zu Höherem; wer weilt in Rajas, bleibet in dieser Welt; wer Tamas erliegt, dem niedrigsten Wesen, der sinkt in die Unterwelt.

Wenn der Weise die Gunas als einzige Vollzieher jeglichen Wirkens erkennt, und auch von Jenem weiß, das alle Gunas weit übersteigt, wird er eins mit mir.
Bhagavadgita

Ijnana-Mudra (Mudra des Wissens)

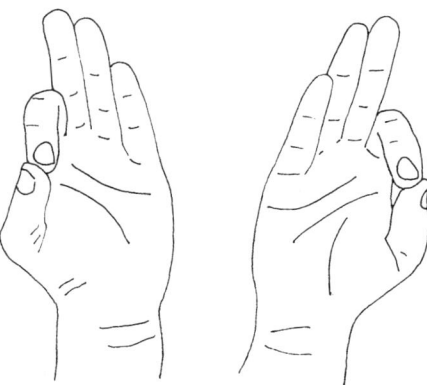

Ijnana-Mudra

Der Daumen steht hier für das universelle Selbst, der Zeigefinger für das individuelle höhere Selbst. Die beiden sind miteinander verbunden. Mittelfinger, Ringfinger und kleiner Finger stehen für die drei Gunas Tamas, Rajas und Sattva (s. u.).
Die Gunas werden transzendiert durch die Verbindung vom universellen zum individuellen Selbst.

Anleitung

~ Daumen und Zeigefinger bilden einen Kreis. Die drei anderen Finger sind geschlossen und gestreckt.
~ Wenn Sie die Übung ausführen, sitzen Sie aufrecht.
~ Legen Sie die Hände im Ijnana-Mudra mit den Handflächen nach oben auf die Knie.
~ Konzentrieren Sie sich auf den Punkt zwischen den Augenbrauen.
~ Rezitieren Sie das Mantra Om. Zunächst dreimal im Außen hörbar, dann weiter im inneren Raum.
~ Sitzen Sie still und lassen Sie die Schwingung des Mantras nachwirken.

Die Gunas

Der gesamte Kosmos und alle Materie setzt sich zusammen aus den drei Gunas, die man auch als Seinsweisen bezeichnen könnte. Diese drei Gunas heißen Sattva, Rajas und Tamas.
Sattva bezeichnet die lichthafte Qualität, die Seinsweise der Intelligenz und Erleuchtung.
Rajas bezeichnet die Seinsweise der Geistestätigkeit und der bewegenden Energie.
Tamas ist die Seinsweise der psychischen Dunkelheit und der Trägheit.
Die drei Gunas sind immer alle zusammen vorhanden.
Jede Form von Materie entsteht aus dem Zusammenspiel der drei Gunas und enthält sie in jeweils unterschiedlich großen Anteilen.

Ist der Mensch sehr träge und unbewusst und ernährt sich von Konserven und Aufgewärmten, ist er unter dem Einfluss von Tamas.

Ist der Mensch in dem Zwang verhaftet, ständig handeln zu müssen, hat er Stress und leidet unter Zornausbrüchen, ist aggressiv und isst viel Fleisch, ist Rajas-Guna vorherrschend.

Wenn der Mensch rein ist, sich von frischen Speisen ernährt, die viel Sonne bekommen haben, ist er bescheiden, ruhig, geduldig und gelassen, so dominiert Sattva-Guna.

Will der Mensch sein Wesen zu Höherem transformieren und setzt er ohne Vorbehalt sein ganzes Bemühen daran, diesen Wunsch zu verwirklichen, kann sich Sattva vom Zustand der Ausgeglichenheit zu spirituellen Licht wandeln. Rajas als Zustand der Bewegung wandelt sich zu ruhiger, starker Kraft und Tamas als Zustand der Trägheit zu Frieden und göttlicher Ruhe.

Dhyani-Mudra (Mudra der Zentrierung)

Dhyani-Mudra (siehe nächste Seite oben) ist die Geste der Zentrierung und Meditation. Führen Sie sie aus, wenn Sie sich in Ihre innere Mitte begeben wollen.

Anleitung

~ In Dhyani-Mudra liegen die Hände im Schoß. Der Meditierende sitzt aufrecht, möglichst im Yogasitz mit gekreuzten Beinen.

~ Die Finger der rechten Hand liegen mit der Rückseite leicht auf der Innenseite der Finger der linken Hand, die Daumenkuppen berühren sich an den Spitzen.

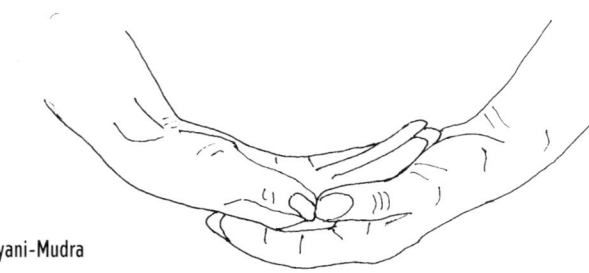

Dhyani-Mudra

Chin-Mudra (Mudra der Harmonisierung)

Chin-Mudra dient der inneren Sammlung, der Harmonisierung unserer beiden Seiten in der inneren Mitte, verbunden mit der bewussten Kenntnisnahme der beiden Seiten. Sie wurde als Ijnana-Mudra bereits auf Seite 97 f. beschrieben.

Anleitung

~ Hier liegen die Hände auf den Knien bzw. Oberschenkeln. Der Meditierende sitzt aufrecht, möglichst im Yogasitz mit gekreuzten Beinen.

~ Daumen und Zeigefinger berühren sich leicht an den Spitzen der Fingerkuppen und bilden durch diese Berührung einen Kreis.

~ Die Handflächen sind nach unten gerichtet.

Ijnana-Mudra:
Handfläche nach oben

Chin-Mudra:
Handfläche nach unten

Nada-Mudra (Mudra des Klangs)

Nada bedeutet Klang. Es ist nichts Neues und auch die westliche Wissenschaft weiß es inzwischen, dass die gesamte Schöpfung klingt. Die Urschwingung, aus der aller Klang sich bildet, ist das Mantra Om. Mudras werden in der tantrischen Praxis fast immer im Zusammenhang mit Mantras, die bestimmte Schwingungsmuster erzeugen, ausgeübt.

Überhaupt ist das Hören von Klängen und von Musik, die – wie beispielsweise die Kompositionen von Johann Sebastian Bach – ständig gewisse Muster wiederholt, ein Mittel, den Menschen zu erheben, indem diese Klänge mit ihrem Schwingungsmuster den Geist durchdringen, wodurch eine Übertragung auf den Menschen stattfindet.

Die Sanskrit-Worte sind mit den Klangmustern, die durch ihr Aussprechen erzeugt werden, sehr nah am Ursprung der tatsächlichen Bedeutung ihres Inhalts. Der Kosmos besteht wie gesagt aus Schwingungen, und da es diese kosmischen Schwingungen sehr genau widerspiegelt, gilt Sanskrit als heilige Sprache. Die von den Sanskrit-Worten erzeugten Schwingungsmuster wirken auf die Schwingung jeder Zelle des Körpers ein.

Die Sanskrit-Texte werden so ausgesprochen, wie sie geschrieben sind. Die betonten Silben sind unterstrichen dargestellt. Das m in Om wird leicht verlängert und nasal intoniert. Om spricht sich etwa wie *Aum*, mit rundem, dunklem *A* und verlängertem m.

Die folgenden Übungen bilden eine Kombination aus Ijnana-Mudra und Mantra. Es empfiehlt sich, regelmäßig morgens nach dem Aufstehen zu rezitieren.

Gayatri-Mantra

Om Bhur Bhuv<u>ah</u> Sva<u>ha</u>
Om Tat <u>Sa</u>vitur Va<u>ren</u>yam
Bhargo <u>De</u>vasyah <u>Dhi</u>mahi
Dhi<u>yo</u> Yonah Pra<u>cio</u> Dha<u>yat</u>

Möge Friede herrschen auf sterblicher, unsterblicher und göttlicher Ebene. Ich meditiere über die Herrlichkeit des Sonnengottes. Möge er uns inspirieren, zur richtigen Zeit richtig zu handeln.

Anleitung

~ Sitzen Sie aufrecht. Die Hände formen Jjnana-Mudra, mit nach oben gerichteten Handflächen.
~ Konzentrieren Sie sich auf den Wunsch, die lichten Kräfte des Universums zu erwecken.
~ Beginnen Sie mit der Rezitation.
~ Rezitieren Sie 3-mal, 6-mal oder 9-mal.
~ Lassen Sie den Klang nachwirken.
~ Strahlen Sie zum Wohle aller Wesen Licht und Frieden aus.

Asato Maa und Chin-Mudra

Om Asa<u>to</u> Maa Satgama<u>ya</u>
Tama<u>so</u> Maa Jyo<u>tir</u> Gama<u>ya</u>
Mrityor Maa Amritam Gamaya.
Om <u>Shan</u>tih <u>Shan</u>tih <u>Shan</u>tih.

Führe mich vom Unwirklichen zum Wirklichen. Führe mich von der Dunkelheit zum Licht. Führe mich vom Tod zur Unsterblichkeit.

Rezitieren Sie hier die ersten drei Zeilen mehrfach, die letzte Zeile einmal zum Abschluss. Das doppelte A in Maa wird wie ein langes A ausgesprochen.

Gebet

Sie können selbstverständlich ebenso ein christliches Gebet sprechen. Sprechen Sie zum Beispiel das Vaterunser mit voller Konzentration. Es stimmt Sie ein in die für ein spirituelles Fortschreiten wesentlichen Bedingungen. Es ist hier jedoch weniger das Schwingungsmuster an sich, das wirkt, als die Konzentration des

Geistes auf den Inhalt. Diese geistige Konzentration erschafft unsichtbare Schwingungsmuster und hierdurch wird – bei einer hingebungsvollen Haltung – das Herzchakra aktiviert. Der Betende wird empfangsbereit für höhere kosmische Frequenzen.

Auch in anderen Kulturkreisen gibt es vergleichbare Gebete. Sprechen Sie das Gebet Ihrer Kultur: jedes Wort bewusst und mit Hingabe. Leeres Dahinsagen hat keinerlei Nutzen. Es gibt auch christliche Mantras, die nie übersetzt worden sind, so zum Beispiel das *Amen*, das eine Ähnlichkeit mit dem *Om* im Sanskrit aufweist.

Eine weitere Auswirkung des wiederholten Sprechens von Mantras oder Gebeten ist, dass der Geist dabei zur Ruhe kommt. Der Geist wird konzentriert und ausgerichtet, für störende Gedanken ist dann kein Platz mehr. Dies ist eine bekannte Wirkung, die sich durch den Gebrauch der Gebetsschnur, des Rosenkranzes, der tibetischen Gebetsmühle und anderer Mittel zur Konzentration und Sammlung entfaltet.

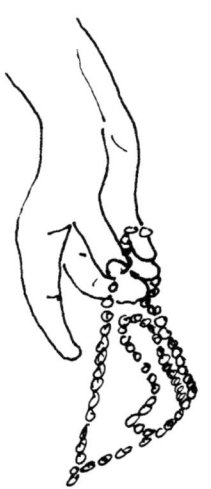

Mudra mit Mala
(Gebetsschnur)

Mudras im indischen Tanz: Lernen über das Selbst

Im indischen Tanz werden die Gesten der Hände Mudra genannt. Die Sprache der Handgesten ist ein kulturelles Erbe Indiens aus alter, vedischer Zeit. Sie spielte eine wichtige Rolle bei Festen und religiösen Zeremonien sowie in allen Bereichen der Kunst.

Immer vor einer Zeremonie,einer Anbetung oder einer Meditation wurden geeignete Mudras praktiziert. Dies war erforderlich, um eine entsprechende geistige Atmosphäre zu erschaffen. Gleichzeitig wurden vedische Mantras rezitiert – Sanskritgesänge oder Hymnen.

Die Intensität und Schönheit einer indischen Tänzerin oder eines indischen Tänzers sind außergewöhnlich. Mudra unterstreicht zunächst nur diesen berauschenden Eindruck. Ist der Betrachter sensibel, kann er beobachten, wie ein kosmischer Tanz ständig sich verändernder Energien den Raum durchdringt und wie besondere Mudras bestimmte Energien im Raum erzeugen – es finden Beschwörungen statt. Ein erhebender Kunstgenuss,bei dem beim Betrachten ein Gefühl höchster Freude entstehen kann. Die Tänzer erzählen Geschichten und wer die Bedeutung ihrer Gesten kennt, kann den Inhalt des Tanzes verstehen. Die Symbolik der Mudras birgt die umfassende Weisheit einer alten Kultur, die ihren Überlieferungen treu geblieben ist. Es bleibt zu hoffen, dass diese niemals in Vergessenheit geraten und die Menschheit auch weiterhin daran erinnern, welche facettenreiche Vielfalt die Wirklichkeit birgt.

Die Gesten des indischen Tanzes sind tatsächlich unendlich vielfältig. So ergeben sich aus Variationen der Mudras untereinander

Bezüge zu den Planeten, zu den Familienmitgliedern, zu den einzelnen Gottheiten, sowohl den weiblichen als auch den männlichen, und zu den einzelnen Kasten – bezogen auf das vedische Kastensystem.

Wenn wir außerhalb des künstlerischen Bezugsrahmens des Tanzes – dessen Erleben an sich einen besonden Wert darstellt, der ohne diesen Rahmen nicht nachvollziehbar ist – in der praktischen Anwendung heute diese Weisheit verstehen und verinnerlichen möchten, kann diese auch auf diese Weise auf uns wirken.

Auf den folgenden Seiten wird eine Auswahl der Mudras des indischen Tanzes dargestellt. Das Ausüben der Mudras sollte mit dem Bemühen einhergehen, eine Verbindung zum Sinngehalt herzustellen. Wählen Sie die Mudras aus, welche Ihnen intuitiv für Sie richtig erscheinen. Wiederholen Sie die von Ihnen ausgewählten Mudras regelmäßig über einen längeren Zeitraum. Regelmäßigkeit und Dauer bilden immer die Voraussetzung für die Ausbildung positiver Verhaltensmuster.

Kurma-Mudra (Mudra der Schildkröte)

Kurma-Mudra ist die Mudra der Schildkröte, die der Erde sehr verbunden ist. Sie lässt sich durch nichts aus der Ruhe bringen.

„So standhaft wie die Schildkröte, die Kopf und Füße in ihre Schale zurückzieht und nicht wieder zum Vorschein kommen lässt, mag man sie locken, quälen, ja in Stücke reißen, ist der Charakter dessen, der Herr ist über seine Motive und sein Gemüt. Er meistert seine eigenen inneren Kräfte, und nichts kann sie gegen seinen Willen zwingen oder hervorlocken. Durch den unausgesetzten Reflex guter Gedanken entstehen ständig gute Spuren in unserem Innern, wodurch die Neigung, Gutes zu tun, so stark wird, dass wir als Folge davon imstande sind, die Indriyas (indriyas = Sinnesorgane) zu beherrschen." Vivekananda

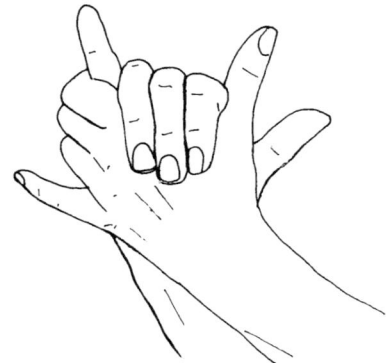

Kurma-Mudra

Anleitung

~ Die rechte Hand greift über den Zeigefinger der linken Hand. Daumen und kleiner Finger beider Hände sind gestreckt, die anderen Finger sind gebeugt.

~ Atmen Sie langsam, tief und ruhig, während Sie die Mudra ausführen.

~ Richten Sie die Aufmerksamkeit ganz nach innen.

~ Visualisieren Sie das Bild der Schildkröte. Identifizieren Sie sich mit dieser Schildkröte.

~ Verweilen Sie 3 bis 10 Minuten in der Konzentration.

Verinnerlichen Sie:
Ich bin geduldig.
Ich lasse mich nicht aus der Ruhe bringen.
Ich lasse mich nicht verführen zu etwas, was mir nicht gut bekommt.
Ich bin geschützt.
Ich bin ungestört. Die Unruhe um mich herum kann mich nicht beeinflussen.

Matsya-Mudra (Mudra des Fisches)

Der Fisch ist kraftvoll, flexibel und beweglich, sein Element ist das Wasser. Fische reagieren sensibel auf Schallwellen und Vibrationen. Sie besitzen einen sechsten Sinn, mit dessen Hilfe sie die kleinsten Veränderungen der Wasserströmung wahrnehmen können. Der Fisch war das Symbol der Urchristen. Jesus wurde der große Fisch genannt, da er zu Beginn des astrologischen Fischezeitalters geboren wurde. Das Zeitalter der Fische gilt als Zeitalter der geistigen Verdunkelung. Vishnu verkörperte sich einmal als Fisch. In dieser Gestalt besiegte er den Dämon, welcher Brahma die heiligen Bücher des Wissens geraubt hatte und gab ihm diese zurück.

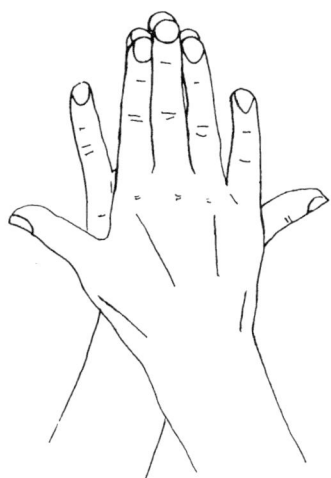

Matsya-Mudra

Anleitung

~ Die rechte Hand ist auf dem Rücken der anderen platziert. Beide Daumen sind nach außen gestreckt.
~ Atmen Sie langsam, tief und ruhig, während Sie die Mudra ausführen.

~ Richten Sie Ihre Aufmerksamkeit nach innen.
~ Visualisieren Sie das Bild des Fisches. Identifizieren Sie sich mit dem Fisch. Schwimmen Sie im Wasser. Schmecken Sie das Wasser.
~ Verweilen Sie 3 bis 10 Minuten in der Konzentration.

Verinnerlichen Sie:
Ich gehe liebevoll mit mir und mit anderen um.
Ich akzeptiere mich und nehme meine Sexualität an.
Ich finde in dem, was ich bin, Erfüllung.
Ich bin flexibel und beweglich.

Hamsa-Paksha-Mudra (Mudra des Schwanenflügels)

Der Schwan ist das Reittier von Schöpfergott Brahma und seiner Gattin Saraswati. Der Wagen der Venus wird ebenfalls von Schwänen gezogen.
Weitere Assoziationen: Das Entdecken von Liebe und Schönheit. Die Farbe Weiß. Das mühelose Überqueren des Wassers – Initiation. Der Schwan symbolisiert Reinheit. Er gilt als glücksbringend. Hamsa-Paksha-Mudra steht für Initiation, die Vermittlung von Wissen und dafür, Brücken zu bauen.

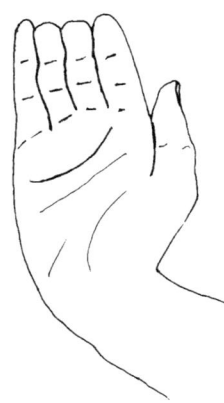

Hamsa-Paksha-Mudra

Anleitung

~ Die Hand ist erhoben. Der kleine Finger ist gestreckt. Daumen, Zeigefinger, Mittelfinger und Ringfinger zeigen einen leichten Bogen. Traditionell wird die Mudra im indischen Tanz mit einer Hand ausgeführt, zumeist mit der rechten.

~ Atmen Sie langsam, tief und ruhig, während Sie die Mudra ausführen.

~ Richten Sie die Aufmerksamkeit nach innen.

~ Visualisieren Sie das Bild des Schwans. Treten Sie mit diesem Schwan in Beziehung. Stellen Sie sich seine Eigenschaften vor.

~ Stellen Sie sich vor, Sie schwimmen auf dem Wasser wie ein Schwan.

~ Bleiben Sie 3 bis 10 Minuten in der Konzentration.

Verinnerlichen Sie:
Ich bin rein.
Ich verwandle meinen Stolz in eine demutsvolle Haltung.
Ich sehe in allem das Positive.
Die Reinheit verleiht mir Flügel, die mich über meine negativen Emotionen erheben.

Mayura-Mudra (Mudra des Pfaus)

Der Pfau ist in der indischen Mythologie das Reittier des Kriegsgottes Kartikeya als Sinnbild der Pracht. Wenn Krishna und Radha in Liebesfreude tanzen, schauen ihnen Pfauen zu.

Der Pfau steht für Lust, die Buntheit der Welt und für Reichtum. Er gilt als Symbol für hohe und edle Gesinnung. Die Gnostiker bezeichneten ihn als kosmologischen Vogel aufgrund der Sonnenfarben in seinem Gefieder. Er gilt auch als Sinnbild der Unsterblichkeit.

Mayura-Mudra ist in anderem Kontext auch als Mudra der Erde bekannt: Der Pfau entfaltet seine Pracht besonders im irdischen Bereich.

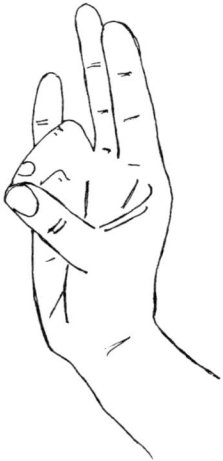

Mayura-Mudra

Anleitung

~ Daumen und Ringfinger berühren sich und bilden einen Kreis. Kleiner Finger, Mittelfinger und Zeigefinger sind gestreckt.

~ Atmen Sie langsam, tief und ruhig, während Sie die Mudra ausführen.

~ Richten Sie die Aufmerksamkeit nach innen.

~ Visualisieren Sie das Bild des Pfaus. Treten Sie mit diesem Pfau in Beziehung. Stellen Sie sich seine Eigenschaften vor.

~ Stellen Sie sich vor, Sie zeigen all Ihre Pracht wie ein Pfau.

~ Bleiben Sie 3 bis 10 Minuten in der Konzentration.

~ Wählen Sie intuitiv aus, worauf Sie sich zu konzentrieren wünschen.

Verinnerlichen Sie:
Ich wirke im Außen.
Ich zeige mich.
Ich gehe spielerisch mit meinen Gefühlen um.
Ich schenke anderen Freude durch die bunten Farben meiner Lebensfreude.

Chandra-Mudra (Mudra des Mondes)

Die Mondsichel ist eines der Attribute Shivas. Sie steht für die Kunst des Heilens mithilfe überbewusster Kräfte.

Im indischen Tanz wird das Gesicht manchmal mit dem Mond assoziiert. Und der heilige Fluss Ganges, der von den Indern liebevoll Ganga genannt wird.

Assoziationen zu den Mondkkräften sind: Wasser, Wachstum, Gefühl, Rhythmus, Wandel.

Die Mudra wird entweder mit einer Hand oder mit beiden Händen ausgeführt. Mit der linken Hamd symbolisiert dies den Halbmond bei abnehmendem Mond, mit der rechten Hand den Halbmond bei zunehmendem Mond. Führt man die Mudra mit beiden Händen so aus, dass die Halbkreise, die sich bei beiden Händen durch die Stellung von Daumen und Zeigefinger bilden, zusammen einen Kreis ergeben, werden je nach angewandter Konzentration Neumond oder Vollmond dargestellt. Daumen und Zeigefinger der beiden Hände berühren sich hierbei jedoch nicht, sie halten einen fingerbreiten Abstand.

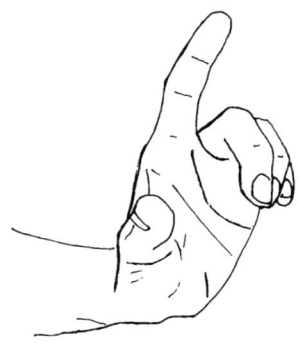

Chandra-Mudra

Anleitung

~ Kleiner Finger, Ringfinger und Mittelfinger sind gebeugt. Der Daumen steht etwa im 90-Grad-Winkel von der Hand ab.

~ Atmen Sie langsam, tief und ruhig, während Sie die Mudra mit beiden Händen ausführen.

~ Richten Sie die Aufmerksamkeit nach innen.

~ Visualisieren Sie das Bild des Mondes. Machen Sie sich seine Eigenschaften bewusst.

~ Bleiben Sie 3 bis 10 Minuten in der Konzentration.

Verinnerlichen Sie:
Ich wachse und gedeihe.
Ich wandle negative Gefühle in positive um.
Ich wirke heilend und wohltuend.
Ich bin Ebbe und ich bin Flut. Auch wenn meine Gefühle sich wandeln und verändern: Ich verhelfe anderen Wesen wie auch mir selbst immer dazu, zu wachsen und zu gedeihen.

Chakra-Mudra (Mudra des Rades)

Das Chakra ist eines der Embleme Vishnus als dem Erhalter und Bewahrer der Schöpfung in der indischen Mythologie. Das Rad findet sich auch in manchen Darstellungen des Tarots. Das Rad der Zeit: Es dreht sich ohne Unterlass. Die ständige Bewegung lässt alles entstehen und vergehen und bringt alle Dinge hervor. Das Rad des Schicksals: Wir unterliegen einem ständigem Wandel. Wir gestalten unser Schicksal selbst durch unsere Taten im Jetzt, die ihre Auswirkungen im Morgen zeigen.

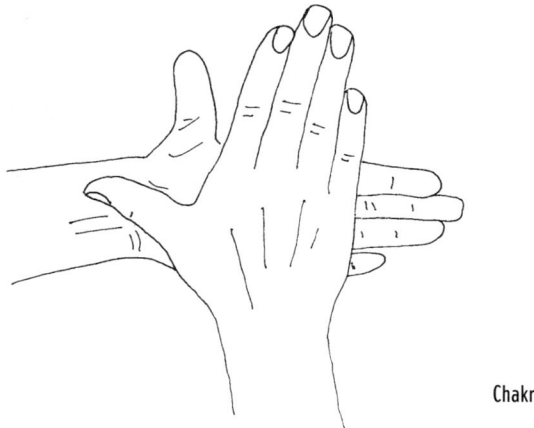

Chakra-Mudra

Anleitung

~ Beide Hände sind flach, die Handflächen liegen aufeinander. Die Finger sind gestreckt, die Daumen sind leicht abgespreizt. Die Hände liegen etwa im 90-Grad-Winkel locker übereinander.

~ Atmen Sie langsam, tief und ruhig, während Sie die Mudra ausführen.

~ Richten Sie die Aufmerksamkeit nach innen.

~ Visualisieren Sie das Bild des Rades. Stellen Sie sich seine Eigenschaften vor.

~ Bleiben Sie 3 bis 10 Minuten in der Konzentration.

Verinnerlichen Sie:
Ich nehme mein Schicksal in die Hand und gestalte es selbst.
Ich nehme mein Schicksal an. Dadurch, dass ich es annehme, kann es sich wandeln.
Ich habe den Mut zu handeln.
Ich bin im Wandel das Bleibende.

Pushpaputa-Mudra (Blumen-Mudra)

Pushpaputa heißt: eine Hand voll Blumen. Diese Hand voll Blumen sind zumeist ein Opfer an die Gottheit, mit der man verbunden ist.

Mit dieser Mudra verschenkt man sich selbst und sein inneres Licht dem höheren Sinn. Wir machen Gott unsere Blumen zum Geschenk und bitten darum, unseren unerleuchteten Zustand zu erhellen. Blüten der Blumen, die durch das Licht der Sonne entstanden sind in ihrer Schönheit.

Pushpaputa wäre auch ein Blumenstrauß, der mit Liebe verschenkt wird.

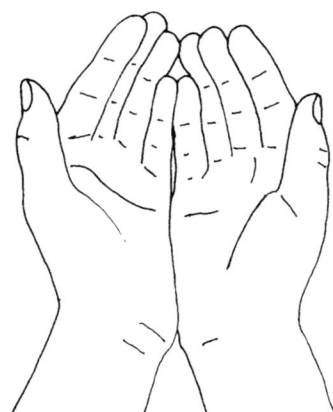

Pushpaputa-Mudra

Anleitung

~ Die Hand ist geöffnet, die Fingerspitzen sind leicht gekrümmt. Die Hände werden leicht schräg mit den Handinnenkanten aneinander gehalten.

~ Atmen Sie langsam, tief und ruhig, während Sie die Mudra ausführen.

~ Richten Sie die Aufmerksamkeit nach innen.

~ Visualisieren Sie wunderschöne Blüten und das Licht und die Leuchtkraft der Farben, die sie enthalten. Machen Sie diese Blüten liebevoll zum Geschenk.

~ Bleiben Sie 3 bis 10 Minuten in der Konzentration.

Verinnerlichen Sie:
Ich verschenke großzügig und selbstlos.
Ich öffne mich für die göttliche Gnade.

Kapota-Mudra (Mudra der Taube)

Die Taube ist in der christlichen Mythologie die Überbringerin des Heiligen Geistes. Sie stellt die Verbindung her zwischen Mensch und Gott. Sie gilt als Symbol für Frieden.

Diese Mudra steht dafür, jemandem oder einer Sache Respekt zu erweisen. Man akzeptiert jemanden oder etwas. Diesen Respekt hat man in Indien vor dem Meister oder Guru, der sein Wissen verschenkt. Auch der Künstler bedankt sich nach der Vorstellung respektvoll beim Publikum, indem er die Kapota-Mudra ausführt. Er überhebt sich nicht und fällt nicht seiner Eitelkeit zum Opfer, sondern bewahrt eine bescheidene und dankbare Haltung.

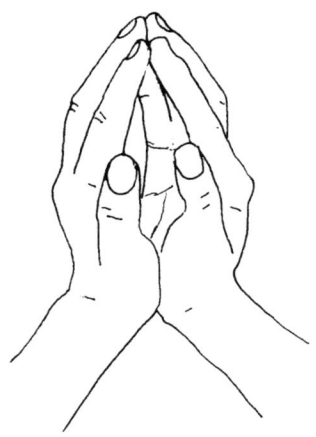

Kapota-Mudra

Anleitung

~ Der Daumen ist gebogen bis zur Berührung der anderen ausgestreckten Finger. Die zwei Hände berühren sich an der Basis und an der Seite. Die Finger berühren sich ganz leicht. Die Handflächen und Daumenseiten der Hände berühren sich nicht.

~ Atmen Sie langsam, tief und ruhig, während Sie die Mudra ausführen.

~ Richten Sie die Aufmerksamkeit nach innen.

~ Visualisieren Sie das Bild der Taube. Treten Sie mit dieser Taube in Kontakt.

~ Bleiben Sie 3 bis 10 Minuten in der Konzentration.

Verinnerlichen Sie:
Ich bin friedvoll.
Meine Ausstrahlung ist friedvoll zum Wohle aller.
Ich bin bescheiden und demutsvoll und überhebe mich nicht.

Karkata-Mudra (Mudra des Krebses)

Die Zeit des Krebses im astrologischen Tierkreis ist die der Sommersonnenwende. Hier beginnt die dunkle Jahreszeit: die Tage werden kürzer.

In den Mythen wird er deshalb oft als Verkörperung einer dämonischen Kraft dargestellt. Er steht für das Unbewusste im Menschen, das es anzunehmen und zu erlösen gilt. Im erlösten Zustand bedeutet er das Zu-Hause-angekommen-Sein. Sich so akzepiert zu haben, wie man ist.

Je höher die Sonne steht, desto kleiner wird der Schatten.

Der Krebs als Krankheit steht für Negativität in den Zellen, die sich schleichend und wuchernd ausbreitet. Für eine tiefe Verletzung, für ein Nicht-Verzeihen-Können, Selbstzweifel, Selbsthass und die Empfindung der Sinnlosigkeit.

Diese Mudra weist auf den Bauch hin. Der Bauch ist der Sitz der Emotionen. Sind diese ungeklärt und nicht erhellt vom Licht höherer Bewusstheit, dann sind sie in einem unbereinigten Zustand. Karkata-Mudra wird im indischen Tanz verwendet, um zu zeigen, dass ein Muschelhorn geblasen wird. In den Mythen bläst Vishnu als Sieger über den Dämon, der Brahma die Bücher des Wissens geraubt hat, triumphierend das Muschelhorn. Der kraftvolle Klang des Muschelhorns kann Dämonen austreiben. Dämonen, das sind unsere unbereinigten Emotionen, vor allem der Zorn. Die Dämonen und negative Kräfte im Außen können sich nicht mehr in uns widerspiegeln, wenn wir sie in uns besiegt haben.

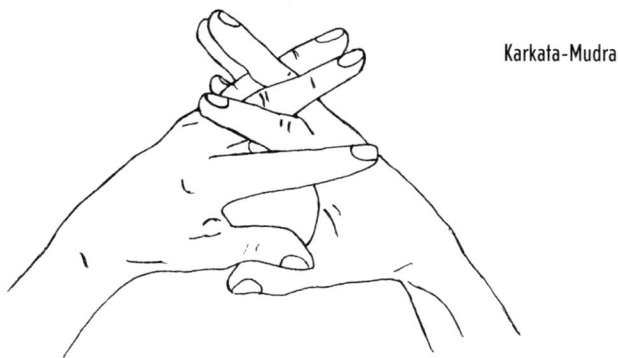

Karkata-Mudra

Anleitung

~ Die Finger der einen Hand sind durch die Zwischenräume der Finger der anderen Hand hindurchgeschoben und ineinander gesteckt, als ob Sie die Hände falten wollten.
~ Die Handflächen sind bis zu einem 90-Grad-Winkel geöffnet. Die gestreckten Finger der einen Hand befinden sich über dem Handrücken der anderen Hand, ohne deren Handrücken zu berühren.

~ Atmen Sie langsam, tief und ruhig, während Sie die Mudra
ausführen.

~ Richten Sie Ihre Aufmerksamkeit nach innen.

~ Stellen Sie sich vor, sie blasen ein mythisches Muschelhorn.

~ Bleiben Sie 3 bis 10 Minuten in der Konzentration.

Verinnerlichen Sie:
Ich habe meine negativen Gefühle erlöst dadurch, dass ich sie als Teil von
mir annehme und sie liebevoll verwandle.
Ich gehe nach vorn und schaue nicht zurück.
Ich vergebe mir und anderen von tiefem Herzen — ich nehme Vergebung
an.
Ich löse liebevoll alles Vergangene.
Ich fülle meine Welt mit Freude.
Ich nehme mich an, so wie ich bin. Ich liebe und akzeptiere mich.

Mushti-Mudra (Mudra der Faust)

Mushti-Mudra zeigt Stabilität, Kampfbereitschaft, Festigkeit, Sie
zeigt auch Zurückhaltung. In der geballten Faust liegt geballte

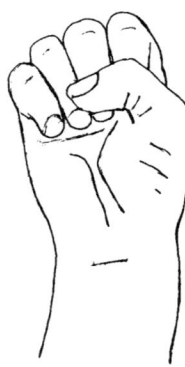

Mushti-Mudra

Anleitung

~ Zeigefinger, Mittelfinger, Ringfinger und kleiner Finger sind gebeugt. Der Daumen liegt über den anderen Fingern.
~ Atmen Sie langsam, tief und ruhig, während Sie die Mudra mit beiden Händen ausführen.
~ Konzentrieren Sie sich auf die Festigkeit Ihrer Hände. Spüren Sie mit jedem Atemzuge, wie Ihre Festigikeit zunimmt.
~ Ziehen Sie den Bauch fest nach innen.
~ Bleiben Sie 3 bis 10 Minuten in der Konzentration.

Kraft und Energie.
Verinnerlichen Sie:
Ich bin fest entschlossen.
Ich wandle Aggression um in Beständigkeit.
Ich bin in meiner Kraft.
Ich bin gesammelt und konzentriert.
Ich verfolge meine Ziele.

Padma-Kosha-Mudra (Mudra der Lotosknospe)

Das Sanskritwort *Kosha* bedeutet Körper und auch Bewusstseinsträger. Die Knospe trägt das Bewusstsein des voll entfalteten Lotos bereits in sich. Die Symbolik des Lotos ist in etwa vergleichbar mit der der Rose im Abendland.
Wie die Rose als Königin der Blumen gilt und ein Sinnbild für die Liebe ist, so zeigt auch der Lotos eine vollkommene Schönheit. Das Bewusstsein vollkommener Schönheit und Liebe wird sich unweigerlich offenbaren, da es bereits in der Knospe enthalten ist. Padma-Kosha-Mudra im indischen Tanz bezeichnet auch eine Frauenbrust. Die Bewegung, die hier zu dieser Mudra ausgeführt wird, ist zumeist rund. Die Frauenbrust kann reine, weiße Nahrung spenden und neuem Leben das Wachstum ermöglichen.

Wenn die linke Hand sich geöffnet unter der rechten Hand befindet, die in Höhe des Herzens die Padma-Kosha-Mudra hält, bezeichnet dies den blühenden Herzenslotos, das offene, liebende
Herz.

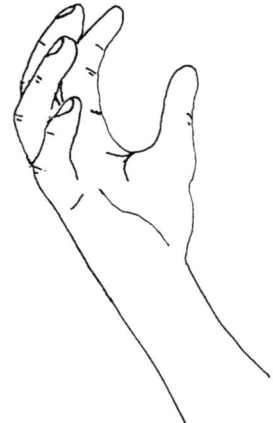

Padma-Kosha-Mudra

Anleitung

~ Die Hand ist geöffnet, die Finger sind leicht gekrümmt und
  berühren sich nicht. Auch der Daumen ist leicht gebogen.
~ Atmen Sie langsam, tief und ruhig, während Sie die Mudra
  ausführen.
~ Visualisieren Sie das Bild der Lotosknospe.
~ Bleiben Sie 3 bis 10 Minuten in der Konzentration.

Verinnerlichen Sie:
Ich glaube an mich.
Das, wozu ich berufen bin, wird sich entfalten.
Alles ist in mir vorhanden.

Kangula-Mudra (Mudra des Blumenpflückens)

Mit dieser Geste wird im indischen Tanz ein Glöckchen dargestellt, das von Kindern gespielt wird, die Brust eines jungen
Mädchens und der Vogel Cataka. Der Vogel Cataka lockt die Sonnenstrahlen hervor. Das Glöckchen der Kinder schenkt unschul-
dige Freude.

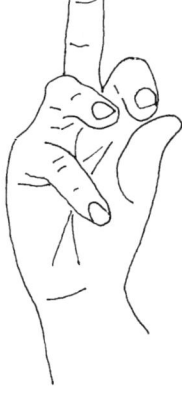

Kangula-Mudra

Anleitung

~ Die Finger berühren sich nicht und sind leicht gebeugt. Die
Hand ist leicht nach innen gewölbt, der Mittelfinger ist gestreckt.

~ Die Mudra wird mit der rechten Hand ausgeführt.

~ Atmen Sie langsam, tief und ruhig, während Sie die Mudra
ausführen.

~ Hören Sie die von Kindern gespielten Glöckchen mit ihrem
inneren Ohr oder schauen sie dem Flug des Vogels am
frühen Morgen zu, wenn die ersten Sonnenstrahlen den
Tag erhellen.

~ Bleiben Sie 3 bis 10 Minuten in der Konzentration.

Verinnerlichen Sie:
Ich empfinde Freude.
Mein Herz ist unbeschwert und frei.
Ich bin unbekümmert

Mriga-Shirsha-Mudra (Mudra des Antilopenkopfes)

Die Antilope oder auch das Reh ernähren sich von pflanzlicher Kost. Sie sind schnell. Sie schaden niemandem. Sie gelten als Sinnbild für ein reines Herz und für ethisches Verhalten.

Im indischen Tanz werden die Frau sowie die leuchtenden Wangen mit Mriga-Shirsha assoziiert.

In der Miniaturmalerei Indiens gibt es das Motiv einer Frau, die sich auf einer Wiese befindet und von Antilopen umgeben ist. Die Frau hält eine Vina – ein Lauteninstrument – in ihren Händen. In der Ferne ist ein Tempel zu sehen in der Form eines Lingams, dem Wahrzeichen Shivas. Die Frau wartet sehnsüchtig und rein auf ihren göttlichen Geliebten.

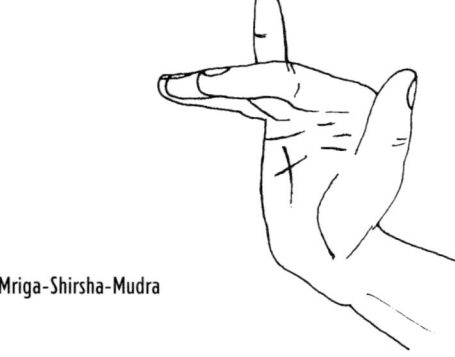

Mriga-Shirsha-Mudra

Anleitung

~ Daumen und kleiner Finger sind gestreckt und nicht abgespreizt. Zeigefinger, Mittelfinger und Ringfinger sind im zweiten Fingergelenk gebeugt und zeigen etwa im 90-Grad-Winkel nach vorn.

~ Atmen Sie langsam, tief und ruhig, während Sie die Mudra ausführen.

~ Visualisieren Sie ein Reh. Treten Sie mit diesem Reh in Kontakt und ergründen Sie, wie es empfindet und handelt. Fragen Sie es, es wird Ihnen antworten.

~ Bleiben Sie 3 bis 10 Minuten in der Konzentration.

Verinnerlichen Sie:
Mein Herz ist rein.
Ich bin nicht schuldig.
Ich füge niemandem Schaden zu und gehe liebevoll mit mir und anderen um.

Simha-Mukha-Mudra (Mudra des Löwenkopfes)

Der Löwe ist im astrologischen Tierkreis ein Feuerzeichen. Seine königliche Würde duldet keine anderen Herrscher neben sich.

Die Simha-Mukha-Mudra wird in vedischen Ritualen verwendet, bei denen es um Heilung geht oder um die reinigende Kraft des Feuers.

Gott Vishnu war in einer seiner Inkarnationen Nara-Simha-Avatara, das heißt Mannlöwe. Er verkörperte sich in dieser Form, um einen schrecklichen Dämonenkönig zu töten, der seinem eigenen Sohn, der an das Gute und an Vishnu glaubte, nach dem Leben trachtete.

Der Dämonenkönig konnte weder von einem Menschen noch von einem Tier besiegt werden. Gegen Vishnu in seiner Form als halb Mensch, halb Löwe hatte er jedoch keine Chance.

Auch wenn der Verstand die Lage als aussichtslos beurteilt – wenn jemand wirklich Mut beweist und Vertrauen hat in die kosmische Ordnung, wird ihm geholfen werden.

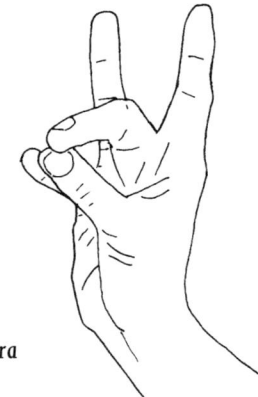

Simha-Mukha-Mudra

Anleitung

~ Die Hand ist erhoben. Zeigefinger und Ringfinger sind gestreckt. Kleiner Finger sowie Mittelfinger sind gebeugt und berühren den Daumen.

~ Atmen Sie langsam, tief und ruhig, während Sie die Mudra ausführen.

~ Bleiben Sie 3 bis 10 Minuten in der Konzentration. Richten Sie die Aufmerksamkeit nach innen.

~ Visualisieren Sie das Bild des Löwen. Genießen Sie das Feuer der Sonne.

Verinnerlichen Sie:
Ich bin mutig und stark.
Ich überlasse mich dem Strom des Lebens, halte mich nicht ängstlich fest.
Ich achte mich.
Ich bleibe mir selbst treu und vertraue meiner Intuition.
Niemand kann mich von meinen Grundsätzen abbringen.

Chatura-Mudra (Mudra der vier Finger)

Chatura-Mudra ist ein Symbol für Gold, Kupfer und Eisen. Menschlichkeit, Traurigkeit, ästhetische Freude. Anmut, Milde, Frische, eine ruhige Haltung und die Kunst zu unterscheiden, welche Handlungsweise angemessen ist.
Die Vier ist die Zahl der Welt.
Krishna, der seine eifersüchtige Gefährtin Radha trösten möchte, wird im indischen Tanz mit der Chatura-Mudra dargestellt.

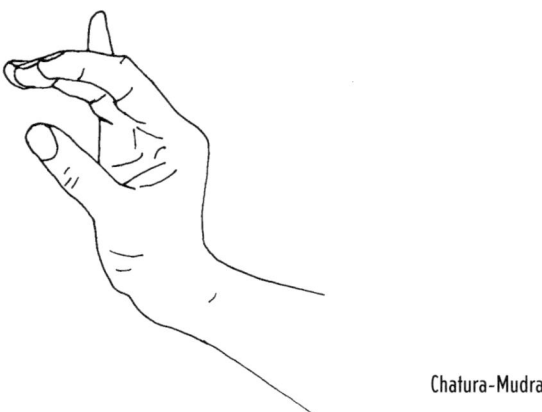

Chatura-Mudra

Anleitung

~ Der Daumen befindet sich unterhalb des dritten Fingers. Zeigefinger und die zwei folgenden Finger berühren sich und sind im zweiten Fingergelenk gebeugt. Der kleine Finger ist gestreckt und berührt die andern Finger nicht.
~ Atmen Sie langsam, tief und ruhig, während Sie die Mudra ausführen.
~ Stellen Sie sich vor, was menschliches, angemessenes Handeln bedeutet.
~ Verweilen Sie 3 bis 10 Minuten in der Konzentration.

Verinnerlichen Sie:

Ich handle menschlich.

Ich schenke anderen Trost.

Ich weiß, dass jedes Wesen genau wie ich sein Glück sucht.

Meine Wahrnehmungsfähigkeit ist mit Bewusstheit und Ruhe verbunden
– ich schaue genau hin.

Ich bin zentriert und liebevoll. Ich projiziere meinen Zorn, meine Wut
und meinen Hass nicht auf andere Wesen und lasse mich nicht darauf
ein, wenn andere ihre negativen Emotionen auf mich projizieren.

Sandamsha-Mudra (Mudra der Zange)

Sandamsha-Mudra wird auch die Geste des Nehmens genannt. Sie
versinnbildlicht den Bauch, eine Wunde, große Furcht, die Prä-
sentation eines Opfers an die Gottheit, einen Laut, einen Wurm,
ein Gebet.

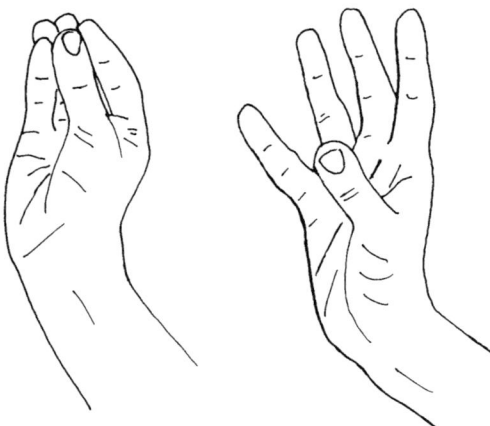

Sandamsha-Mudra

Anleitung

~ Die Finger sind leicht gebeugt. Die Hand ist leicht nach innen gewölbt. Dann bewegen sich die Finger einer nach dem anderen in einer schnellen Aufeinanderfolge, angefangen beim kleinen Finger, bis sie nah aneinander sind und sich berühren.

~ Die Hand wird mit der Bewegung der Finger nacheinander geschlossen und wieder geöffnet.

~ Führen Sie die Bewegung der Finger bewusst aus, als wollten Sie etwas greifen oder nehmen.

~ Atmen Sie langsam, tief und ruhig, während Sie die Mudra üben.

~ Stellen Sie sich vor, Sie nehmen sich etwas für Sie Wichtiges.

~ Bleiben Sie 3 bis 5 Minuten in der Konzentration.

~ Lösen Sie die Fingerhaltung der Mudra in umgekehrter Reihenfolge mit der Vorstellung, Sie würden das, was sie genommen haben, gerne wieder loslassen.

Verinnerlichen Sie:
Ich nehme ohne Furcht, was mir gehört.
Ich schade niemandem, wenn ich etwas annehme.
Ich nehme gern und gebe gern.
Ich nehme dankbar an und verschenke großzügig.
Ich lasse meine Furcht los und wandle sie um in Mut und Vertrauen.

Trishula-Mudra (Mudra des Dreizacks)

Trishula bezeichnet die Idee der Trinität, die heilige Zahl Drei, die Dreifaltigkeit, die drei Welten, die drei Gunas als drei Grundmöglichkeiten unseres Handelns.

Der Dreizack ist ein Attribut des indischen Gottes Shiva. Shiva verkörpert in der indischen Götter-Trinität den Aspekt der Zerstörung und Erneuerung, der Wandlung. Das Mantra, welches die Energie Shivas anruft, lautet Om namah Shivaya – Shiva, nimm die Illusionen des Ego. Diese Illusionen verhindern, dass wir in Einklang kommen mit dem kosmischen höheren Selbst. Die Inder kennen viele Göttinnen, Götter und Heilige. Auch Jesus Christus wird als erleuchteter Gottmensch dort miteinbezogen. Jede und jeder von Ihnen verkörpert einen anderen Aspekt der kosmischen, göttlichen Energie.

Eine ähnliche Anschauung findet sich in mystischen Ausprägungen der Schia und im Sufismus des Islam – allerdings sehr auf den eigenen patriarchalen Kulturkreis bezogen – sowie in der mystischen Tradition innerhalb des Katholizismus in Form der Marien- und Heiligenverehrung.

Poseidon, der griechische Meeresgott, trägt ebenfalls den Dreizack. Die Dreieinigkeit findet sich auch in den Gottesvorstellungen der Religionen der Mittelmeerraumes und in der Darstellung des christlichen Kreuzes finden sich Varianten, die wie ein Dreizack aussehen.

Die nach oben gerichtete Hand der Trishula-Mudra symbolisiert den Kontakt mit den höheren, göttlichem Kräften.

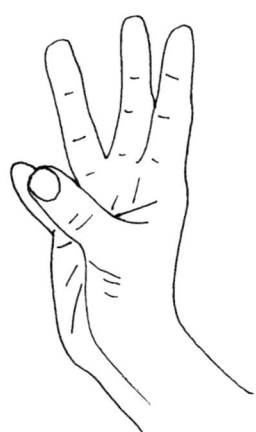

Trishula-Mudra

Anleitung

~ Daumen und kleiner Finger sind gebeugt und berühren einander an den Spitzen. Die drei anderen gestreckten Finger sind gespreizt und befinden sich im gleichen Abstand voneinander.

~ Die Mudra wird mit der rechten erhobenen Hand ausgeführt. Die Finger sind nach oben gerichtet.

~ Atmen Sie langsam, tief und ruhig, während Sie die Mudra ausführen.

~ Visualisieren Sie den Dreizack.

~ Bleiben Sie 3 bis 10 Minuten in der Konzentration.

Verinnerlichen Sie:
Ich bin ehrlich zu mir selbst und anderen.
Ich bitte um die Gabe der Unterscheidung – die Intuition gibt mir ein,
was für mich wahr ist.
Jede Form von Unwahrheit hat in mir keinen Platz.
Mein Handeln ist im Einklang mit dem höheren Sinn.

Tamra-Chuda-Mudra (Mudra des Hahnenkamms)

Mögliche Bededutungen von Tamra-Chuda-Mudra im indischen Tanz sind der Hahn, der Kranich, die Krähe, das Kamel, das Kalb, eine Feder, schreiben und malen.

Der Hahn ist der Erste, der den Morgen begrüßt. Sein Kamm ist geschwellt, wenn er seinem Hühner-Harem imponieren möchte. Der Hahn ist kämpferisch veranlagt.

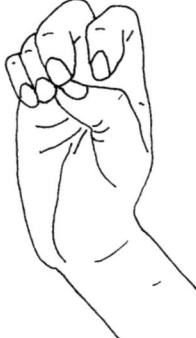

Tamra-Chuda-Mudra

Anleitung

~ Kleiner Finger, Ringfinger, Mittelfinger und Zeigefinger sind gebeugt, wobei das untere Fingerglied jeweils aufrecht bleibt. Die Finger sind eng aneinander. Der Daumen ist gebeugt und berührt den Mittelfinger.
~ Atmen Sie langsam, tief und ruhig, während Sie die Mudra ausführen.
~ Visualisieren Sie das Bild des Hahns. Stellen Sie sich seine Eigenschaften vor.
~ Bleiben Sie 3 bis 10 Minuten in der Konzentration.

Verinnerlichen Sie:
Ich begrüße jeden Morgen neu, so wie der Morgen mich begrüßt.
Mein Durchsetzungsvermögen verhilft mir dazu, mich erfolgreich auszudrücken.
Ich werde gehört und gesehen.

Mukula-Mudra (Mudra der Knospe)

Mit der Mudra werden eine Seerose, der Liebesgott mit seinen fünf Pfeilen, der Akt der Nahrungsaufnahme und der Nabel dargestellt.

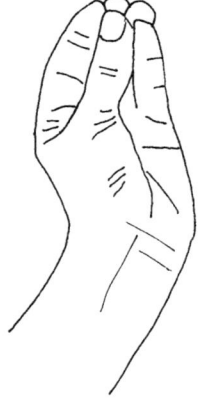

Mukula-Mudra

Anleitung

~ Die fünf Finger der Hand treffen sich. Der Daumen ist leicht gebeut und berührt die vier anderen Finger, die sich ebenfalls leicht berühren.

~ Mukula-Mudra wird mit der rechten Hand ausgeführt.

~ Atmen Sie langsam, tief und ruhig.

~ Visualisieren Sie das Bild der Knospe und machen Sie sich ihre Eigenschaften bewusst.

~ Bleiben Sie 3 bis 10 Minuten in der Konzentration.

Verinnerlichen Sie:
Die Knospe verspricht schon das Geschenk der Frucht.
Die Knospe benötigt die richtigen Bedingungen, um sich zu öffnen.
Leichtigkeit verspricht Gelingen.

Anjali-Mudra (Mudra des Grußes)

Anjali-Mudra heißt auch Blumengruß.

Die Inder begrüßen sich mit der Anjali-Mudra. Die Hände werden in Höhe des Herzens vor die Brust gehalten. Wird ein spiritueller

Meister begrüßt, werden die Hände in Mundhöhe oder in Stirn-
höhe gehalten. Soll Gott gegrüßt werden, werden die Hände vor
die Stirn gehalten oder nach oben gestreckt.

Der Gruß, den man schickt, bedeutet „Namaste". Namaste – mit
der Betonung auf der letzten Silbe – heißt übersetzt: Das göttliche
Selbst in mir grüßt das göttliche Selbst in dir.

In Brusthöhe wird die Flamme des Herzens angesprochen und das
verinnerlichte höhere Selbst wird ehrfurchtsvoll gegrüßt.

In Höhe des Mundes wird die Energie des gesprochenen Wortes,
des Ausdrucks, angesprochen.

In der christlichen Ikonographie werden betende Hände auf diese Weise dargestellt.

Anjali-Mudra ist sowohl Bitte als auch Gabe.

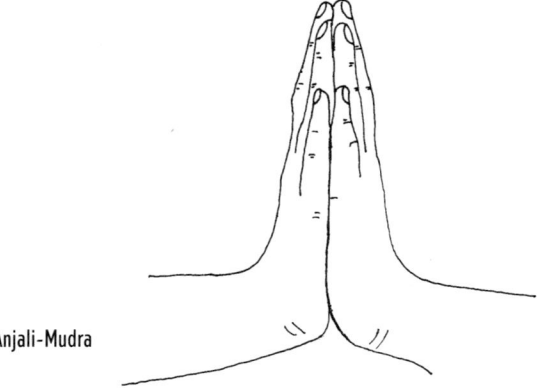

Anjali-Mudra

Anleitung

~ Die beiden Hände berühren sich an den Seiten. Die
Fingerspitzen berühren die Fingerspitzen der gleichen
Finger der gegenüberliegenden Hand.

~ Halten Sie Anjali-Mudra mit den Fingerspitzen nach oben
in Höhe des Herzens. Ihr Kopf ist leicht geneigt.

~ Atmen Sie langsam, tief und ruhig, während Sie die Mudra ausführen.

~ Stellen sie sich vor, mit Hingabe, Achtung und offenem Herzen jemanden zu begrüßen. Stellen Sie sich jemanden vor, den sie kennen und mit dem Sie sich in einem Konflikt befinden. Oder jemanden, dem Sie irgendetwas nicht verzeihen konnten. Schicken Sie dieser Person Ihren Gruß.

~ Verbleiben Sie 3 bis 10 Minuten in der Konzentration. Öffnen Sie Ihr Herz.

Verinnerlichen Sie:
Mein Herz ist offen.
Mein Gruß ist voller Achtung und Respekt.
Ich verneige mich vor dem anderen und überhebe mich nicht.
Meine innere Haltung ist ohne Eigennutz.
Was immer ich auch aussende, bekomme ich zurück.

Pataka-Mudra (Mudra der Ausdehnung)

Pataka-Mudra wird zu Beginn eines Tanzes ausgeführt. Ihre Bedeutung verspricht vielfältigen Segen: Segnung, Gunstgewährung, Unterweisung, das Innerste, eine Wolke, ein regenspendender Tag, ein Sprung nach vorn, der Beginn einer Straße, Gleichheit, Gunst, Versprechen, Wind, starkes Sonnenlicht, die Reinigung mit einem Besen, ein Monat, ein Jahr, die Region der Götter.

Wenn die indischen Götter Unterweisungen erteilen, führen sie Pataka-Mudra aus. In der Kunst des Tibetischen Tantrismus sieht man Buddhas mit dieser Geste.

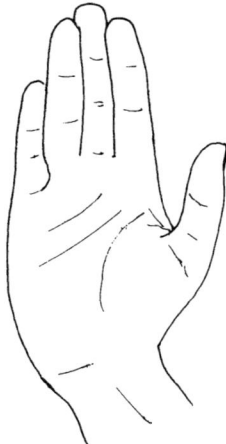

Pataka-Mudra

Anleitung

~ Die rechte Hand ist erhoben. Alle Finger sind gestreckt.
~ Atmen Sie langsam, tief und ruhig, während Sie die Mudra ausführen.
~ Bleiben Sie 3 bis 10 Minuten in der Konzentration.

Verinnerlichen Sie:
Ich schenke uneigennützig anderen Freude.
Ich wirke unterstützend und befruchtend.
Ich übe dies mit bescheidener innerer Haltung, um geduldiges, mitfühlendes Handeln zu erlernen.

Garuda-Mudra (Mudra des mystischen Vogels)

Diese Mudra ähnelt dem Bild eines Vogels. Garuda ist das geflügelte Reittier des Gottes Vishnu. In der israelitisch religiösen Vorstellung findet sich ein ähnliches geflügeltes Wesen: der Cherub. Er ist zu einem Teil Löwe, zu einem Stier, zu einem Adler und zu

einem Mensch. Seine Flügel symbolisieren die Macht Gottes und
versinnbildlichen ihre Fähigkeit, sich in Gedankenschnelle zu bewegen: Denken Sie sich einen Ort, so sind Sie auch schon da.
Begeisterung ist fliegen können, sich erheben können, die
Schwerkraft aufheben.

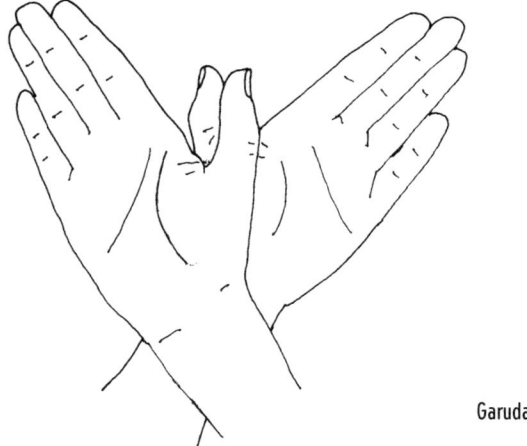

Garuda-Mudra

Anleitung

~ Alle Finger beider Hände sind gestreckt, die Daumen zeigen nach außen. Kreuzen Sie nun die Hände am Handgelenk, wobei die rechte Hand vor der linken liegt. Die
Handgelenke befinden sich übereinander. Die daumenna-
hen Handkanten bilden einen Winkel von etwa 110 Grad.
Die Daumen sind leicht über Kreuz übereinander gelegt.
~ Atmen Sie langsam, tief und ruhig, während Sie die Mudra
ausführen.
~ Stellen Sie sich vor, Sie könnten fliegen. Visualisieren Sie einen Vogel. Gehen Sie mit ihm eine innere Verbindung ein.
~ Bleiben Sie 3 bis 10 Minuten in der Konzentration.

Verinnerlichen Sie:
Ich bewege mich mühelos.
Es fällt mir leicht, Altes loszulassen und mich auf neue Situationen ein-
zustellen.
Ich verwandle Neid in Großzügigkeit.
Das Licht der Wahrheit verleiht mir Flügel.

Svastika-Mudra (Mudra des Kreuzes)

Svastika-Mudra symbolisiert ein X, ein Krokodil und die Unsterblichkeit in Form eines Rades, das sich dreht. Sie symbolisiert auch
die vier Himmelsrichtungen.

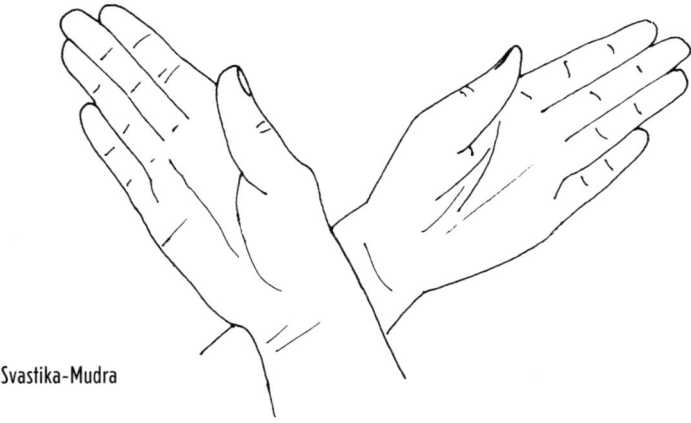

Svastika-Mudra

Anleitung

~ Beide Hände kreuzen sich an den Handgelenken. Die
Rückseite des rechten Handgelenks liegt auf der Vorderseite des Handgelenks der linken Hand. Die Finger sind gestreckt, nur die Daumen sind leicht gebeugt. Der Winkel
zwischen beiden Händen beträgt etwa 90 Grad.

~ Atmen Sie langsam, tief und ruhig, während Sie die Mudra
ausführen.
~ Bleiben Sie 3 bis 10 Minuten in der Konzentration.

Verinnerlichen Sie:
Ich befinde mich im Gleichgewicht meiner Kräfte.

Alapadma-Mudra (Mudra der Lotosblüte)

Alapadma bezeichnet die voll geöffnete Lotosblüte. Diese Mudra
steht auch für die weiblichen Brüste, für die Früchte des Affen-
brotbaums, für die Trennung von einer geliebten Person oder das
Verlassen einer lieben Situation. Sie bedeutet auch Vollmond und
Schönheit.
Die geöffnete Lotosblüte zeigt ihre ganze Schönheit. Das volle Er-
blühtsein birgt bereits den Keim der Vergänglichkeit. Der Höhe-
punkt bezeichnet in der Welt der Wandlung immer den Beginn
des Niedergangs und den Vorboten des Abschieds.

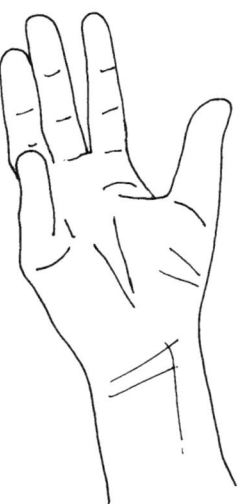

Alapadma-Mudra

Anleitung

~ Alle Finger sind leicht gebeugt, die Hand ist offen.
Während des Tanzes öffnen sich die Finger einer nach dem
anderen in einer fließenden Bewegung, und zwar in der
Reihenfolge Zeigefinger, Mittelfinger, Ringfinger kleiner
Finger.

~ Üben Sie die Alapadma-Mudra mit der rechten Hand oder
beidhändig.

~ Atmen Sie langsam, tief und ruhig, während Sie die Mudra
ausführen.

~ Visualisieren Sie eine voll geöffnete Lotosblüte. Betrachten
Sie ihre Schönheit.

~ Bleiben Sie 3 bis 10 Minuten in der Konzentration.

Verinnerlichen Sie:

Ich bin dankbar für die Schönheit des Lebens.

Es fällt mir leicht, loszulassen – ich akzeptiere die Vergänglichkeit und
den Wandel.

Ich bin gelassen – Werden und Vergehen kann ich nicht beeinflussen.

Literaturverzeichnis

Die Bhagavadgita, Kösel-Verlag, 1993

Aurobindo, The Mother - Die Mutter, Shri Aurobindo Ashram Publication Department, Pondicherry. Indien

Die Yoga-Sutras des Patanjali, Otto Wilhelm Barth Verlag, 1976

Bede Griffiths, Unteilbarer Geist, Dingfelder Verlag, Andechs 1997

Yogananda, Wissenschaftliche Heilmeditationen, O. W. Barth Verlag

Dalai Lama, Der Mensch der Zukunft, O. W. Barth Verlag

Sri Aurobindo, Licht auf Yoga, Verlag Hinder und Deelmann, Gladenbach 1980

Mircea Eliade, Yoga, Suhrkamp Verlag, 1985

Sogyal Rinpoche, Das Tibetische Buch vom Leben und vom Sterben, O. W. Barth Verlag

Arthur Avalon, Die Schlangenkraft, O. W. Barth Verlag

Hathapradipika of Svatmarama, Hg. Digambarji, Kokaje, Kaivalyadhama, Lonavla, Indien. Reprint: GGF Verlag-Publications, Düsseldorf

Gheranda Samhita, Hg. Swami Digambarji, Dr. M. L. Gharote, Kaivalyadhama, Lonavla, Indien. Reprint: GGF Verlag-Publications, Düsseldorf

Shiva Samhita, Oriental Books Reprint Corporation, New Dehli. Reprint: GGF Verlag-Publications, Düsseldorf

Dr. Tara Michael, Dr. Armin Gottmann, Ingrid Kohlhöfer in: Wegweiser zur Quelle, GGF Verlag-Publications, Düsseldorf

Satyananda Saraswati, Asanas Pranayamas Mudras Bandhas, Satyananda-Yoga-Zentrum, Brombachtal

Ajit Mookerjee, The Arousal of the Inner Energy, Thames and Hudson, London 1982

Vivekananda, Karma Yoga, Verlag Hermann Bauer, Freiburg

Dr. M. L. Gharote, Grundgedanken des Yoga, GGF Verlag-Publications, Düsseldorf

Louise L. Hay, Heile Deinen Körper, Verlag Alf Lüchow, Freiburg 1983

Khenpo Könchog Gyaltsen Rinpotche, In Search of the Stainless Ambrosia, Snow Lion Publications, New York

Yogananda, Autobiografie eines Yogi, O. W. Barth Verlag, Weilheim 1950

Heinrich Zimmer, Philosophie und Religion Indiens, Suhrkamp-Verlag, 1973

Bharati, Die Tantra-Tradition, Aurum Verlag, Freiburg 1977

Usha Chatterjee, La Danse Hindoue, Les Editions Véga, Paris 1951

André Levinson, La Danse D´aujourd´hui, Ed. Duchartre et Van Buggenhoudt, Paris 1929

Laotse, Tao te king, Eugen Diederichs Verlag, München 1978

C. G. Jung, Archetypen, dtv 1990

Ajit Mookerjee, Art Yoga, Thames and Hudson, London 1975

Ingrid Ramm-Bonwitt, Mudras - Geheimsprache der Yogis, Verlag Hermann Bauer, Freiburg 1987

Ramana Maharshi, Sei was Du bist, O. W. Barth Verlag

Peter Mole, Akupunktur, Fischer Verlag, Frankfurt

Rocque Lobo, Traum und Karma im Ayurveda, Eugen Diederichs Verlag, München 1990

Dr. Deepak Chopra, Gesundheit aus eigener Kraft, BLV, München, Wien, Zürich 1989